いま、[illegible]《アイビーディー》で不安なあなたに贈る本

患[illegible]体験から知る潰瘍性大腸炎・クローン病

五十嵐総一

監修　長崎県五島中央病院　院長　竹島史直

モンガ

はじめに　～苦しかったからこそ伝えたいリアルなIBDのアレコレ

いきなりですが、ひとつ質問させてください。

皆さんは、「**炎《えん》症《しょう》性《せい》腸《ちょう》疾患《しっかん》**」をご存じでしょうか。

英語でＩＢＤ《アイビーディー》（Inflammatory Bowel Disease）といいます。

もしかしたら、初めて聞いた方もいらっしゃるかもしれません。


それでは、「**潰瘍《かいよう》性《せい》大《だい》腸《ちょう》炎《えん》**」はいかがでしょう。

この本を読んでいただいているということは、この病気を患っている方も多いと思います。一般的にいうと、「炎症性腸疾患」より、知られているのではないでしょうか。

というのも、国内の患者数が約22万人（炎症性腸疾患診療ガイドライン２０２０より）と、多くの方が闘病されており、知り合いをたどると一人はこの病気の方がいらっしゃるような病気だからです。しかしながら、この病気の認知度はまだまだ低いようです。


もうひとつ、質問させてください。「**クローン病**」は聞いたことがありませんか。

はじめに

私がこの本を、どうしても世に出したかった理由の一つは、このクローン病のことをもっと世間の人に知って欲しい、という気持ちがあったからです。

クローン病の方の相談が、私に寄せられる一方で、この病気のことがあまり世間に知られていないと実感しています。

クローン病は、国内の患者数が約7万人（炎症性腸疾患診療ガイドライン2020より）と潰瘍性大腸炎に比べると少ないため、その分、認知度も低いようです。

また、その病名からどんな病気なのかが伝わりにくい難点があります。

この病気を発見した内科医のクローン博士らに由来するのですが、一般的にいうと、羊のドリーで有名なクローン羊を連想するようで、

「ドッペルゲンガー現象のこと？」

と、勘違いされることも少なくありません。

ですので、クローン病のことを相手に説明するときは、あえて、「炎症性腸疾患」と表現した方が伝わりやすいです。

「炎症性腸疾患」だと、読んで字のごとく、腸に炎症ができる疾患。潰瘍性大腸炎やクローン病は、言い換えると、「炎症性腸疾患」として総称されます。

また、潰瘍性大腸炎とクローン病は、**若年層が発症するケースが多い**という特徴があ

ります。これが、厄介で、隠れた問題なのです。思春期の多感な時期の発病は日常生活や、ライフステージに多くの支障をきたしてしまいます。病気と向き合って、周囲の協力を得る必要があるのですが、それがなかなか上手くいかない。そんな悪循環をまねくこともよく聞く話です。

さて、「クローン病のことを炎症性腸疾患と表現して相手に説明した方が伝わりやすい」とか、「思春期の若い子が発病しやすい病気だから、学校生活どうしたらいいの」など、発症して間もない当事者や保護者の方が知りたい情報ではないでしょうか。

しかし、なぜか**リアルな情報がなかなか見つからない**といわれます。

炎症性腸疾患に関する書籍は、たくさん出版されていますが、ほとんどが医学的な内容です。逆にインターネット上では、体験談やブログ、ＳＮＳなどで情報が飽和状態。なかには、怪しい情報も散見されます。

そのせいか、『**何を参考にしていいかわからない**』と、相談を受けることがあります。ＩＢＤならではの悩みに寄り添い、病気との向き合い方に関する情報が少ないと感じています。この本は、そんな気持ちから生まれたものです。

申し遅れました。私は著者の五十嵐といいます。

長崎県で難病当事者団体である、長崎ＩＢＤ友の会「your ZEAL《ユアジール》（以下、ユアジール）」を２０１９年に設立し、同病者をサポートするボランティア活動を行っています。

私自身、２００３年、中学３年の15歳で潰瘍性大腸炎を発症したＩＢＤ当事者です。

この病気と過ごした20年、本当に紆余曲折ありました。

そんな15歳当時の自分をイメージし、発症して間もないＩＢＤ患者の皆さんや保護者の皆さんに向けて書いた、いわば**『患者や家族目線の情報集』**です。とても大事な情報なのに、わりと聞けないことをまとめてみました。


本書の構成についてご説明します。

Part１では、ＩＢＤの病状について、潰瘍性大腸炎とクローン病当事者の事例をご紹介します。**ＩＢＤは病状の個人差が大きいので、複数のパターンを知ることが大事**だと思います。また、ＩＢＤ当事者のよくある悩みについても整理しました。共通の困りごとがわかれば、どういった問題が起こりえるかがクリアになると思います。

Part ２は、ＩＢＤを抱えて迎えるライフステージについて取り上げました。具体的には、学校生活、恋愛・結婚、就職活動です。近年、難病をテーマにした福祉関係のイベントでは、就労問題がよく取り上げられ、難病を抱えながらどうやってライフステージを乗り越えていくべきか議論されています。難病患者の生活面での苦労がなかなか情報としてありませんので、この章にまとめました。

Part 3は、保護者の方々の体験談です。ＩＢＤ当事者の闘病記は、インターネットで検索すれば情報を見つけられますが、**保護者の方の体験談が意外と見つかりません**。若年層のＩＢＤ患者をお子さんに持つ保護者の方に向けた本でもあることが、本書の特徴です。

Part 4は、入院生活について。こちらは私個人の体験談をベースとして一緒にお考えください。ＩＢＤ患者の入院生活はいくつかのパターンに分けられますが、ここでご紹介するのは、長期入院するパターンです。どういった治療がなされたのか、入院費用はどうだったのかなど、あくまで一個人の事例ではありますが、とりあげてみました。また、これから入院、通院生活を始める方へのメッセージを載せています。

最後にPart 5は、ＩＢＤ当事者や保護者の方が相談できる窓口についてご紹介します。病気を受け入れられない方もいらっしゃるかと思いますが、上手に相談窓口を活用できれば、心が軽くなることもあります。本書を通じて、まずは知っていただければ幸いです。

とあるＩＢＤ保護者さんにこんなことを言われたことがあります。

「他の（ＩＢＤ）保護者の方が、この苦難をどうやって乗り越えたのかを知りたい」

すぐに答えができませんでした。

本書がその回答になるかはわかりませんが、リアルに求められている情報をわかりやすく整理したつもりです。ＩＢＤ当事者だけでなく、病気のことを勉強していらっしゃる福祉、医療関係者の皆さまにも是非、知っていただきたい内容です。

そんな知ってほしいＩＢＤのアレコレを最後までご覧ください。

五十嵐 総一

Part 1

ＩＢＤってどんな病気？

Part 2

IBD患者のライフスタイル

Part 3

IBD保護者の体験談

Part 4
IBD患者の入院、通院生活

Part 5 相談できる場所

（注意事項）


潰瘍性大腸炎やクローン病は、病状の個人差が大きい病気です。

例えば、お薬で体調を維持できている患者さん、難治性で寛解期を経験したことのない患者さん、大腸を全摘出済みの患者さん、人工肛門を設置している患者さんなど。年齢層も幅広いです。同じ病名でも、置かれている状況が患者さんによって大きく異なります。


この本は「手術未経験、障がい者手帳を持たない潰瘍性大腸炎患者」の目線で書いているということをご理解ください。

また、本書に登場する治療薬はそれぞれ各メーカーの登録商標、もしくは商標です。

あらかじめご了承ください。

Part 1

IBDってどんな病気?

潰瘍性大腸炎とは

潰瘍性大腸炎の症状は、激しい腹痛や下血に始まるケースが多いといわれています。大腸カメラで大腸内を見てみると、ヤケドしたように腸内が赤くただれ、炎症が見られます。いわゆる「潰瘍」です。経験者としていいますと、すごく痛くて苦しいです。症状がひどいときは、お腹の内側から剣山でグサグサと刺されるような痛みもありますし、雑巾しぼりのように大腸がねじられるような、なんとも言い難い苦しみが続くこともあります。

公益財団法人　難病医学研究財団／難病情報センター（以下、難病情報センター）によると、「大腸の粘膜（最も内側の層）にびらんや潰瘍ができる大腸の炎症性疾患。特徴的な症状としては、血便を伴うまたは伴わない下痢とよく起こる腹痛です。病変は直腸から連続的に、そして上行性（口側）に広がる性質があり、最大で直腸から結腸全体に拡がります。」と説明されています（潰瘍性大腸炎（指定難病97）－難病情報センター https://www.nanbyou.or.jp/entry/62）。

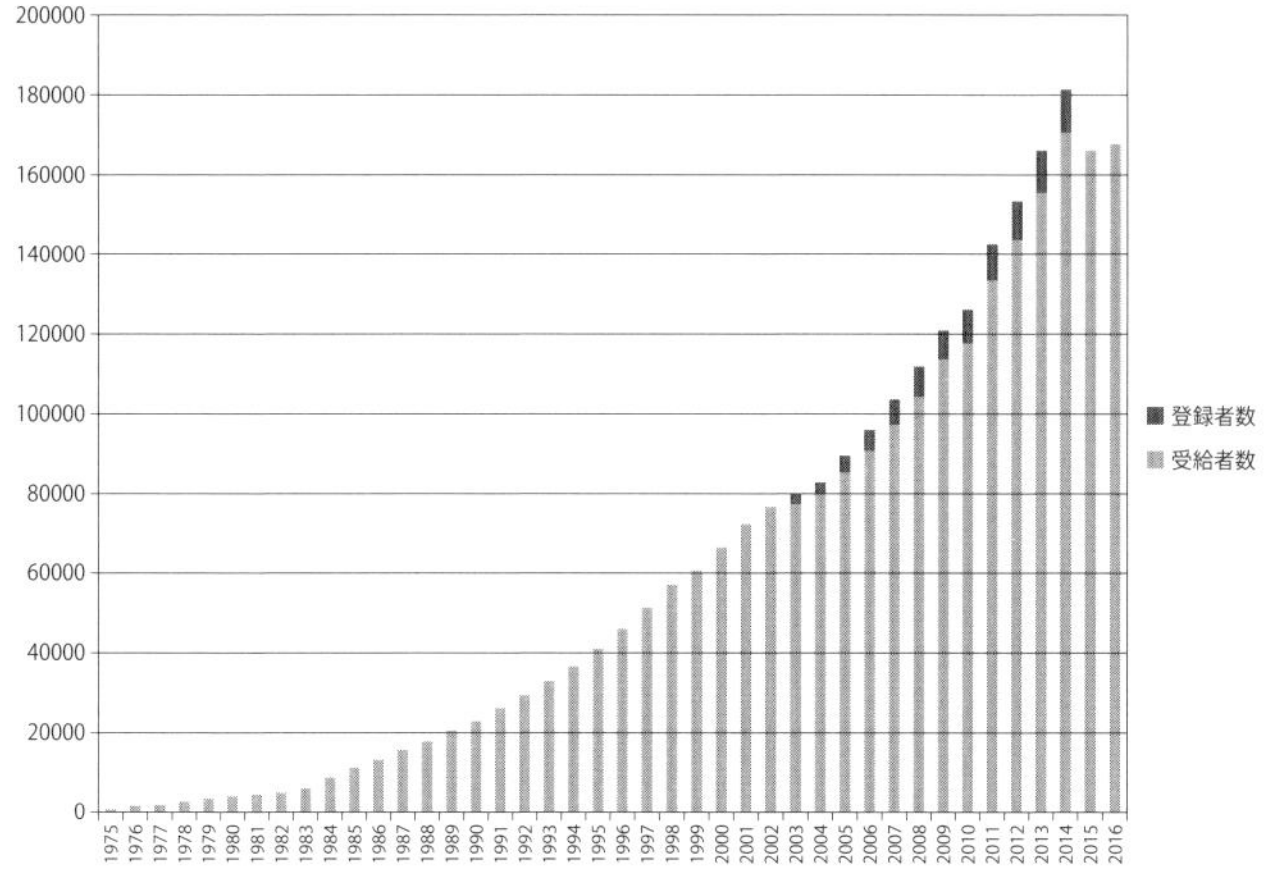

図１　潰瘍性大腸炎医療受給者証交付件数の推移（1975 〜 2016 年）
引用：難病情報センター

　また、近年の患者数（医療受給者証交付件数としてカウント）は右肩あがりで、私が潰瘍性大腸炎を発症した２００３年は全国８万人だったのに対し、２０１６年は17万人と、倍以上に増えています（図１）。ただし、２０１５年に施行された「難病の患者に対する医療等に関する法律（以下、難病法）」によって、軽症者（一定の基準があります）は医療費受給者証の対象から除外されてしまったので、正確な患者数を把握できなくなっています。そのため、現在、わが国における潰瘍性大腸炎の患者数は推定値であることをご了承ください。

　私のように若年層で発症するケースが多く、発症年齢のピークは男性で20〜24

歳、女性では25〜29歳にみられます。しかしながら、若年者から高齢者まで発症しますし、発症後数十年経過する方もいらっしゃるので、患者さんの年齢層が幅広いことがこの病気の特徴ともいえます。

治療法は投薬治療などによる内科的治療と、大腸を全部、もしくは一部摘出する外科的治療にわけられます。軽症から始まって、年数を重ねるごとに病状が重くなり、外科手術をすることもありますが、近年、治療の選択肢が増えているおかげで、軽症を継続できている患者さんもいらっしゃいます。誰もが重い症状になるわけではありません。

潰瘍性大腸炎当事者にインタビュー

ここでは、潰瘍性大腸炎を発症後、どのような治療をたどったか、発症した際の心境などを患者さんにインタビューした内容をご紹介します。潰瘍性大腸炎が原因で外科手術となる場合もありますので、今回はインタビューにご協力いただいた患者さんを手術歴の有無で大別しました。発症時や現在の状況とあわせて記しています。また、病気は個人差が大きいので、**ここでご紹介する内容は各々個人のご意見としてあらかじめご了**

承ください。

手術歴なし

10代男性（中学生）　K・Rさん

Q1　どのような状況で潰瘍性大腸炎を発症されましたか？

発症したのは小学校6年生でした。もともとお腹は弱くてトイレ回数も多かったので、腹痛はいつもあったから大丈夫だと思っていましたが、卒業式を前に血便がでて、高熱が下がらず病院を受診したことがきっかけでした。

Q2　発症から2年ぐらい経過していますが、発症当時の心境と比べて現在はどんな気持ちですか？

発症当時はもう体がキツいし、心もキツくて手に負えない状況でした。それから2年が経った今は、心も体も元気です。心に余裕が生まれて毎日楽しいです。また、発症当時は何でこんな思いをしないといけないのかと思っていましたが、今思い返すと、経験できて良かったと思っています。

Q3 潰瘍性大腸炎を抱えての中学校生活で困ったことを教えてください。

学校を休むと授業についていけなくなることです。勉強ができるように家庭教師に来てもらうことになり、安心感を持てました。それから、体育の授業が体力的にキツいです。徒歩での登下校もカラダがキツいので母親に車で送り迎えをしてもらっていました。カラダに負担をかけないようにオンライン授業が出来たらとても楽だろうなと思いました。

Q4 過去の入院で大変だったことはありましたか？

コロナの関係で面談ができなかったので、結構寂しかったです。是非、面談が可能な場合は会いに来てほしいです。入院中は暇が苦痛でした。それから絶食していたので、同室の人とかがご飯を食べている所を見るのがツラかったです。潰瘍性大腸炎の症状でお腹が頻繁に痛くなるので、トイレに行くまでの移動が大変でした。

Q5 薬の副作用で苦労したこと、していることはありますか？

ステロイド（プレドニン®）を服用している時、気持ち的に情緒不安定になってしまい、本当はケンカしたくないのに、周りの人に強く当たってしまうことがあること。それから、成長期なのにステロイドの副作用で身長がほとんど伸びていません（最近、ステロイドはゼロになり、現在はレミケード®やイムラン®で治療しています）。あとは、朝がキツくて食欲もなかったので食事がとれない時期が続きました。他の患者さんにも共通するかもしれないですが、常に少しの倦怠感があります。

Q6 同病者、特に小児の患者さんに向けてメッセージをお願いします！

難病を患っている中で、色んな当たり前が出来なくなってしまって、つらくてキツい思いをして、とても大変だと思いますが、絶対にいつか良くなると思います。僕も病状が良くなかったときに、周りにそう言われていたのですが、当時の自分としては絶対そんなことはないだろうと否定していました。

しかし、今こうやって毎日楽しく過ごせています。なので、今キツい思いをしてとても頑張っている人は絶対に良くなる日が来ると思います。希望を持って自分のペースで自分のやれる範囲でいいので進んでいったら、いつか必ず笑える日がきます。それから、キツかったら、周りに助けを求めてください。無理をしないで。明けない夜はないという言葉がある通り、絶対元気になれる日が来ると思います！

【著者のコメント】

中学校の入学前に潰瘍性大腸炎を発症し、本当に不安な毎日を過ごされたと思います。ご本人のコメントにもあったとおり、今では体調が落ち着いて冷静に発症時のことを考えていられるようです。ポジティブ思考が伝わってきましたし、同じ小児の患者さんが励まされるメッセージだと感じました。

手術歴あり

年齢非公表男性　O・Mさん

Q1　どのような状況で潰瘍性大腸炎を発症されましたか？

2014年の年末くらいから上腹部の痛みを感じ始めました。この痛みが出るのは、たいてい夜でして、痛いというよりも『強いムカムカ感』が断続的に出るといった感じでした。また、同時期から常時、下痢でその便意も抑えられないものになっていました。いずれ治まるだろうと高をくくっていましたが、一向に良くならないので、病院を受診すると**肝臓に関わる血液検査の項目が異常値**でした。当初は肝臓の病気を疑うものでした。しかしながら、ＭＲＩ検査をしても肝臓には異常なし。ウルソ®（肝・胆・消化機能改善剤）を処方され、やがて上腹部の痛みが出ることは減り、血液検査の結果も正常の値に改善されました。

しかしながら、下痢が治りません。このとき、ようやく大腸の異常を疑い、大腸内視鏡検査の結果、潰瘍性大腸炎だと分かりました。

結局、上腹部の痛みは潰瘍性大腸炎の合併症、原発性硬化性胆管炎が原因でした。

Q2 潰瘍性大腸炎と診断されたとき、どう思われましたか？

完治しない病気だということが非常にショックでした。自分が難病になったことを受け入れられず、ネットで何とか完治させる方法がないか、強迫的に調べる日々でした。

Q3 潰瘍性大腸炎発症後はどのような治療をされましたか？

ペンタサ®錠を処方されました。すぐに効き目が現れ、軟便ではあるのですが、固形状に改善。切迫便意もなくなりました。

それと、ペンタサ®で寛解していましたが便移植療法の治療研究にも参加しました。ただ軽症だったこともあり、症状の良化は感じられませんでした。

Q4 どのような経緯で外科手術に至りましたか？

潰瘍性大腸炎診断後、３ヶ月に1回くらいのペースで大腸内視鏡検査をしていましたが、１年ほどで**盲腸部にガンが見つかりました**。

潰瘍性大腸炎によるガンでしたので、大腸内の他部位でのガンの可能性や、切除後の再発を考慮し、大腸全摘の診断となりました。

Q5 外科手術はどのような手法でしたか？

手術するに至った経緯がガンだったため、大腸粘膜を残さないＩＡＡ（回腸嚢肛門吻合術）で行いました。私が手術した病院ではＩＡＡは２期に分けて行い、１期目手術後一時的に回腸ストーマを造設するものでした。

Q6 手術後、どのぐらいの期間、ストーマ（人工肛門）で過ごされましたか。また、その間、職場復帰されましたか？

１期目手術後、約３ヶ月間ストーマでした。私の場合、１期目の手術直前から休職し、ストーマ閉鎖後も約３ヶ月間、静養期間としたため合計半年ほど休職しました。

Q7 ストーマ閉鎖後はどのようなお薬を飲まれていますか。また日常生活で不便なことがあれば教えてください。

ストーマ閉鎖後はなるべく便を固めるために、ロペラミド®とリーダイ®を2年ほど飲んでいました。ただ、あまり服薬の効果を感じなくなったため、飲むのを自己判断で止めてしまいました。

不便なことは、いまだ就寝中に、週1、2回の便もれがあることです。日中に漏れることはなく、便意もある程度ガマンできるので、日常生活を送るうえで特に不便を感じることはありません。

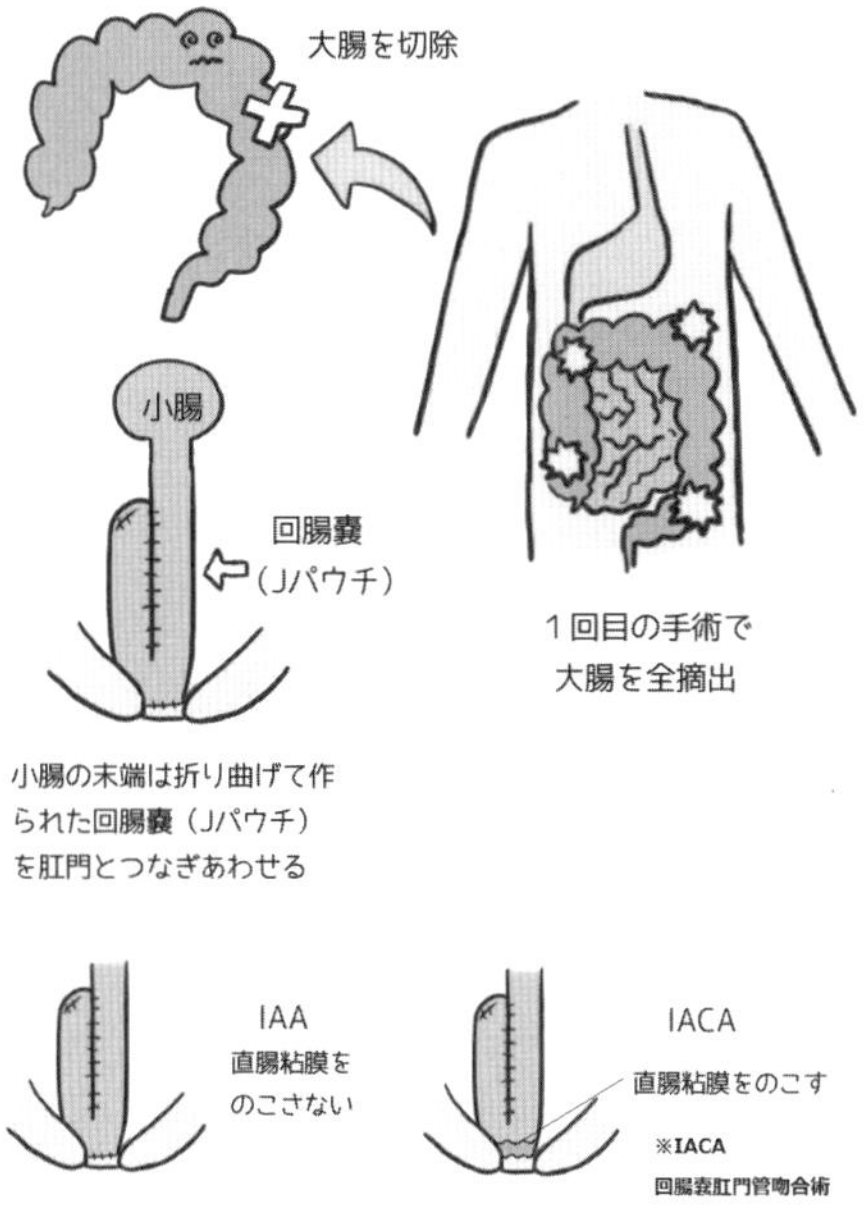

【著者のコメント】

潰瘍性大腸炎、それから原発性硬化性胆管炎を併発されたことがきっかけで、1年後にがんが発見されると、かなり壮絶なお話を伺いました。大腸の全摘出、ストーマ生活をご経験されて苦痛な毎日だったと思います。ただ、手術後は潰瘍性大腸炎から解放され、職場にも復帰されて、手術前と同じように働けているとのことで希望が持てるお話でした。

30代女性（発症時10代）　K・Hさん

Q1　どのような状況で潰瘍性大腸炎を発症されましたか？

2005年、高校2年でした。部活、習い事、恋愛で家に帰るのが22時を過ぎるほど忙しく充実した日々を送っていました。

部活が終わると友達と近くのコンビニでカップラーメンやお菓子を食べて、部活が終わると自転車で習い事に通い、家に帰ったら夜ご飯も食べるのが日課でした。

習い事で週末にイベントがあるので、家族で一緒に過ごす時間はほとんどなかったです。

自分の誕生日にも関わらず、習い事を優先しようとした日は、さすがに母から「休みなさい」と言われました。

母は私を心配していましたが、私は、周りをがっかりさせたくない！　と、家族よりも自分を優先していました。そんなやりとりで家族と喧嘩をすることもあり、頭が沸騰するようなストレスを感じたのを覚えています。ある日、冷や汗をかくほどの腹痛に襲われ、度々しゃがみ込むほどの痛みが現れるようになりました。

近所の病院で診てもらい、整腸剤が出されましたが、飲み切る前に勝手にやめてしまいました。

それから数ヶ月後、また痛みが始まりましたが、病院に行くのも面倒だったので、放置していました。

1年ほど経った頃、腹痛だけではなく、便にうっすら血が混ざることに気づき始め、便意を我慢するのが大変でトイレに駆け込むようになりました。

さすがにおかしいと自分でも感じて病院を受診。三カ所ほど病院を転々とし、大学病院で潰瘍性大腸炎と診断されました。

Q2 潰瘍性大腸炎と診断された時、どのような心境でしたか？

母と2人で潰瘍性大腸炎やクローン病の専門医のいる大学病院を受診しました。もちろん潰瘍性大腸炎という病名も初耳だし、当時はスマホもなく、ネットですぐに検索！　ということもなかったので、「どんな治療をするの？」ということだけしか気にしていませんでした。

先生から「潰瘍性大腸炎」と言われても、ピンと来ませんでしたが、「この病気は難病なので治らないんです、糖尿病と同じで一生付き合っていきます。」という言葉に、私と母はポカンとして、頭が真っ白になりました。『難病』という治らない病気があることさえ、健康が取り柄だった私は知りませんでした。

中学も皆勤賞で健康だけは自信があった私が「なんで？　どういうことなの？」体が熱くなるような感じで、体に力が入りませんでした。

Q3 潰瘍性大腸炎の診断後、どのような治療をたどりましたか？

2006年、サラゾピリン®とビオスリー®（整腸剤）が処方され治療を開始しました。1日3回毎日飲みましたが、排便回数や、腹痛、血便が改善せず、プレドニン®（ステロイド）の服用による治療をスタート。プレドニン®は1ヶ月間の飲み切りで、4錠から始め、少しずつ服用量を減らしていき（ステロイドの離脱症状を回避するため急にゼロにはできないため）、最終的に1錠にして終わります。

プレドニン®はよく効いて、トイレに駆け込む回数や腹痛もだいぶ減りました。

一方で、体調が良くなるとともに、ステロイドの副作用で食欲が増進して、体重は増加。ムーンフェイスにもなり、顔がパンパンに丸くなりました。

プレドニン®で体調が良くなり安心していたのですが、数ヶ月後、体調が悪化しました。

２００７年、サラゾピリン®がペンタサ®に変更されたのですが、症状は改善せず。治験を試してみることもし、1ヶ月に一度の受診から2週間に一度の受診になり、病院に行く回数が増えました。

それから3ヶ月ほど経っても症状が改善せず、２００８年にG-CAP（顆粒球除去療法）による治療を始めました。

月に一度病院で1時間G-CAPの治療をして1週間ぐらいはトイレに駆け込む回数が少し抑えられましたが、あまり効果は見られず。それと、副作用なのか、体に合わなかったのか夜中に吐いてしまうことがあり、G-CAPによる治療を断念しました。その後、その症状はなくなったので、G-CAPの副作用だったと思います。

そしてまた、ステロイドを再開します。でも、前回と同じで一時的に良くはなるのですが、しばらくすると病状が悪化します。

ステロイドの副作用でムーンフェイスになってしまい、体は痩せているのに顔がパンパンなので、周りからは、「太った?」とか「顔パンパンだけどどうしたの?」とか、こんなことを言われるとまだ20歳だった私は精神的に耐え難く、家でシクシク泣くこともありました。

2009年からはレミケード®(生物学的製剤)を始めました。2ヶ月に一度2時間ほど点滴をして治療していきます。しかし、症状の改善は見られませんでした。それから、ペンタサ®がアサコール®に変更されましたが全く効果はなく。

そのうち高熱が出て、病院を受診するとCRPが26㎎/dℓ(基準はおおむね0・3以下)。脱水も酷かったため即入院になりました。しかし点滴やレミケード®、飲み薬でCRPや脱水が抑えられたので、2週間で退院できました。

それからは貧血も酷かったので鉄剤も処方され始めました。

2010年、仕事が忙しく、プライベートの時間で余裕がなく、不摂生な生活が続き、薬も忘れがちでいると体調が悪化してしまい、病院を受診すると、CRP17で2度目の入院になりました。

ステロイドの副作用が嫌だったので、主治医と相談し、点滴のステロイドを使用することになりました。それから1ヶ月で退院できました。

退院後は、プログラフ®（免疫抑制剤）を使用することになりましたが、期待していたほどの効果はありませんでした。

2011年、仕事中に嘔吐してしまうようになり、食事もろくに食べられず、薬も飲めず、体重減少が著しかったです。倦怠感もひどく、仕事にも行けなくなり、ベッドで寝たきり、かなり衰弱してしまい、3度目の入院になりました。

プログラフ®による治療を2週間ほどしましたが、手の震えや酷い頭痛の副作用で中断となりました。それから2か月で退院できたのですが、仕事を長期離脱してしまったこともあり、会社も退社することになりました。

退職して1年、自宅療養をしていましたが、主治医から「もうこれ以上、内科的治療の手段がない」とのことで大腸の全摘手術を勧められました。

私としては、どうしても手術は避けたく、ネットなどで情報を調べてみると、広島漢方の存在を知りました。それで、広島のスカイクリニックを受診し、漢方による治療をスタートさせました。

広島漢方は、私に合っていたようで驚くほど効果がありました。トイレ回数は1日20回から8回ほどまで減少し、血便もなくなりました。

私の場合は便回数の半減、血便がなくなる、大腸カメラ検査でも症状の改善が確認されるなど、効果が見られましたが、急な便意は相変わらずでした。

2014年、広島漢方を使い始めて2年。これ以上の改善は見られないと自己判断で広島漢方の服用をやめました。また症状が悪くなると思ったのですが、何も飲まなくても悪化することはなく、寛解しました。本当に良くわからない病気です。

2015年、妊娠して不安があったのですが、不思議と体調がよく、薬や治療がないまま出産をしました。産後のCRPは1・5ほどに落ち着いていてそのまま治療を行うことは、ありませんでした。

2016年、血液検査の結果があまり良くないのでヒュミラ®を勧められましたが、効果があると思えず、もう治療はしたくないと主治医に話しました。

Q4 潰瘍性大腸炎を発症後、日常生活でどのようなことに困りましたか?

一番は**急な便意**です。トイレに行きたいと思ってから5分とガマンができません。常にナプキンを当てて、どうしてもトイレに行けない状況の時は、オムツをはいて出かけることもありました。当時は専門学校2年間、2時間半かけて毎日電車通学をしていたので急な便意で途中下車することも、漏れてしまうこともありました。

国家試験を受けに行った時、試験中に一度退室するともう戻れなくなるため、前日から食事を抜いて、当日はオムツをつけて臨みました。こんな感じで、どうしてもトイレに行けない場合はいつも食事を抜いていました。

それと、誰かがトイレに入るところをみると、急に便意が来てその人が出るのを待つことが大変でした。コンビニのトイレは使用中のことが多く、何回もノックしたりして中の人をせかしてしまったりしたこともありました。

とにかく急な便意のお陰で駅のどの辺にトイレがあるか、デパートのどの辺にトイレがあるか、トイレの穴場なども詳しくなりました（笑）。

自分の体の大変さもそうですが、友達とお祭りや、海、ＢＢＱなど、トイレがない場所や混み合う場所には行きたくても行けず、誘われても断っていました。若いし遊びたい時期に思い切り遊べず、泣くこともありました。

やっとの思いで行ったディズニーランドでは、アトラクションにファストパスで並んだのに、乗る直前でトイレに行きたくなってスタッフの方に無理を言って非常用出口から退出、再入場をさせてもらったこともあります。

本当に周りの方に迷惑をかけることが情けなくもあり、また、親切に触れると有り難くて私は不幸なんかじゃない、と自分に言い聞かせることもありました。

いろいろ我慢することも多いですが、カラオケや買い物など、できる範囲でたくさん楽しめていたのでつらいことばかりではありませんでした。便意は不安や緊張からも来るので食べていなくてもトイレが近くにない不安で行きたくなることがあります。

子どもを出産してからは、赤ちゃんに授乳する度に胃の辺りが刺激されて便意が来るため、赤ちゃんを一度ベッドに置いてトイレに駆け込んでいました。途中で授乳をやめると赤ちゃんが大泣きするのでそれもつらかったです。こんなお母さんでごめんね、とトイレで泣くこともありました。

Q5 大腸を全摘出された経緯についてお教えください。

発症して12年、28歳になりました。医師からは癌のリスクが30代から上がることなどの説明がありました。子どもは1歳半。芸能人が大腸がんで亡くなったニュースを見て、がんをすごく意識するようになりました。

家族と話し合い、一度手術について話を聞きに行ってもいいのではないか…ということで外科に予約をしました。そして、手術の進め方、リスク、術後のケアなど詳しく話を聞いてみました。私の病院では直腸を残すと再燃する可能性が高いため、ＩＡＡしかやっていないということでした。

手術のメリット、デメリットも踏まえた上で家族と話し合い、ネットやブログなども参考にして手術を受けることに決めました。大腸全摘出のメリットは、大腸がんのリスクがなくなること、切迫便意がなくなること、術後はＱＯＬが向上するので、仕事が続けられる場合が多いことです。

デメリットは、永久的に人工肛門になる可能性があること、回腸嚢炎の可能性があること、人によって肛門の筋肉が弱まり便漏れで苦しんでしまうことです。

こんな感じで丁寧に説明を受け、永久人工肛門になるかどうかは手術をしてみないとわからないという話は、とても怖かったのですが、切迫便意がなくなることや普通の生活を送れている方が多いということを聞いて手術を受けることにしました。

４ヶ月後に予約をして、ＩＡＡの二期手術を受けることになりました。

最初の手術で大腸を全摘し、無事に人工肛門を造設しました。

経過も良かったので、その後２ヶ月弱で人工肛門の閉鎖手術を受けました。

Q6 大腸全摘後の生活について、ご不便なことをお教えください。

手術を受けてから1年は肛門の感覚があまりなく、常に肛門を引き締めていないと水様便がちょろちょろと漏れることもあり、漏れていても気が付かないこともありました。大腸がないため、便が固まらず下痢気味で肛門がヒリヒリして痛かったです。病院では肛門に塗るクリームをもらって塗っていましたが、トイレの回数も多かったのでその度にクリームを塗るのが大変でした。食べ物によっては下痢がひどくなり、便回数も増えました。

ただ、術前のように急な便意で大量に漏れてしまうというようなことはなく、腸液のような水様便がナプキンの範囲内で少し漏れてしまうことがあるという感じでした。投薬治療で徐々に便も形のあるものになっていき、術後1年半ぐらいで、ようやく日中に便が漏れることはほとんどなくなりました。

寝ている間だけは肛門が緩んでしまうようで、ナプキンに少し便がついているというくらいの便漏れが週に2回ほどありました。Jパウチはどうしても便を長く留めておくことができないので、夜中に一度はトイレに起きないと漏れてしまいます。一度も起きずに朝までぐっすり、ということはできません。

手術から2年後、2人目を出産しましたが、帝王切開だったため、私の病院では腸の動きを止めていたようで産後2～3日は後陣痛や傷の痛みに加えてお腹の張るような痛みが酷かったです。産後3日目の夜中に突然大量に便が漏れました。

看護師さんにお尻を拭いてもらったり、シーツを変えてもらったり…。申し訳なさと恥ずかしさでつらかったです。ただ、手術前、手術後、特に妊娠出産で変わることはなかったです。

夜間漏れは2人目の産後あたりから体の疲れもあったせいか増えてしまい、ほぼ毎日朝トイレに行くとナプキンに便が漏れているような状態でした。人によっては、夜間漏れは治らないそうで、私の場合は術後6年経つ今でも夜間漏れに悩まされています。

最初の頃は少しナプキンにつく程度の漏れだったのに、今はナプキンからはみ出るほど多めに漏れることもあり、夜な夜なパンツを洗うことは珍しくなく、シャワーでお尻を洗うようなこともたまにですが、あります。

圧倒的に術前よりは生活が楽ですが、夜間漏れだけは少し不便です。手術から4年後、3人目を妊娠しました。引っ越したこともあって別の産院で出産しました。

そこは手術を受けた大学病院の産婦人科とは違って、潰瘍性大腸炎の妊婦の経験もなければ、大腸を摘出済みの妊婦の出産も初めてだと言われました。

普通に出産は出来ましたが、2人目の出産の時とは違って腸の動きを止める薬は使わなかったので、お腹の張るような痛みはなかったものの、何度も何度も漏れました。漏れる度に助産師さんを呼んでオムツを変えてもらい、お尻を拭いてもらい、助産師さんもなんで？　というような感じで、しっかりとお尻を拭いてくれない方もいて、膀胱炎になってしまいました。術後の出産で困ったことはそのくらいです。

あと私の場合は術後半年頃から胃痛が始まって、胃薬を飲んで治して、を繰り返しています。術後、体が慣れるまで大変ですが、3年ぐらいすると夜間漏れと、たまに起きる胃痛ぐらいしか不便なことはありません。

【著者のコメント】

10代で潰瘍性大腸炎を発症してから約20年、ご本人の様々な葛藤が伝わってきました。突然「難病」と診断され、戸惑うばかりだったと思いますが、同じ状況を経験した患者さん、保護者の皆さんに共感してもらえるのではないでしょうか。また、ご自身がご結婚、出産を経て大腸を全摘出する決断は同病者として、そして同年代の子を持つ親として、とても考えさせられました。手術後には3人目のご出産を経験されたという、とても貴重なお話でした。

クローン病とは

1932年にニューヨークのマウントサイナイ病院の内科医クローン先生らによってはじめて報告された病気です。

難病情報センターによると、「クローン病は主として若年者にみられ、**口腔にはじまり肛門にいたるまでの消化管のどの部位にも**炎症や潰瘍（粘膜が欠損すること）が起こりえますが、小腸と大腸を中心として特に小腸末端部が好発部位です。非連続性の病変（病変と病変の間に正常部分が存在すること）を特徴とします。それらの病変により腹痛や下痢、血便、体重減少などが生じます。」と病状の概要が示されています（クローン病（指定難病96）- 難病情報センター https://www.nanbyou.or.jp/entry/81）。

潰瘍性大腸炎は、大腸に限定した病気ですが、クローン病は消化器官のどの部位にも炎症が起こる可能性があるという点で違いがあります。

クローン病患者さんやその保護者の方とお話していると、幼少期から口内炎がよくできる体質だったと聞くことがあります。予兆ではないですけど、もしかしたら潜在的な

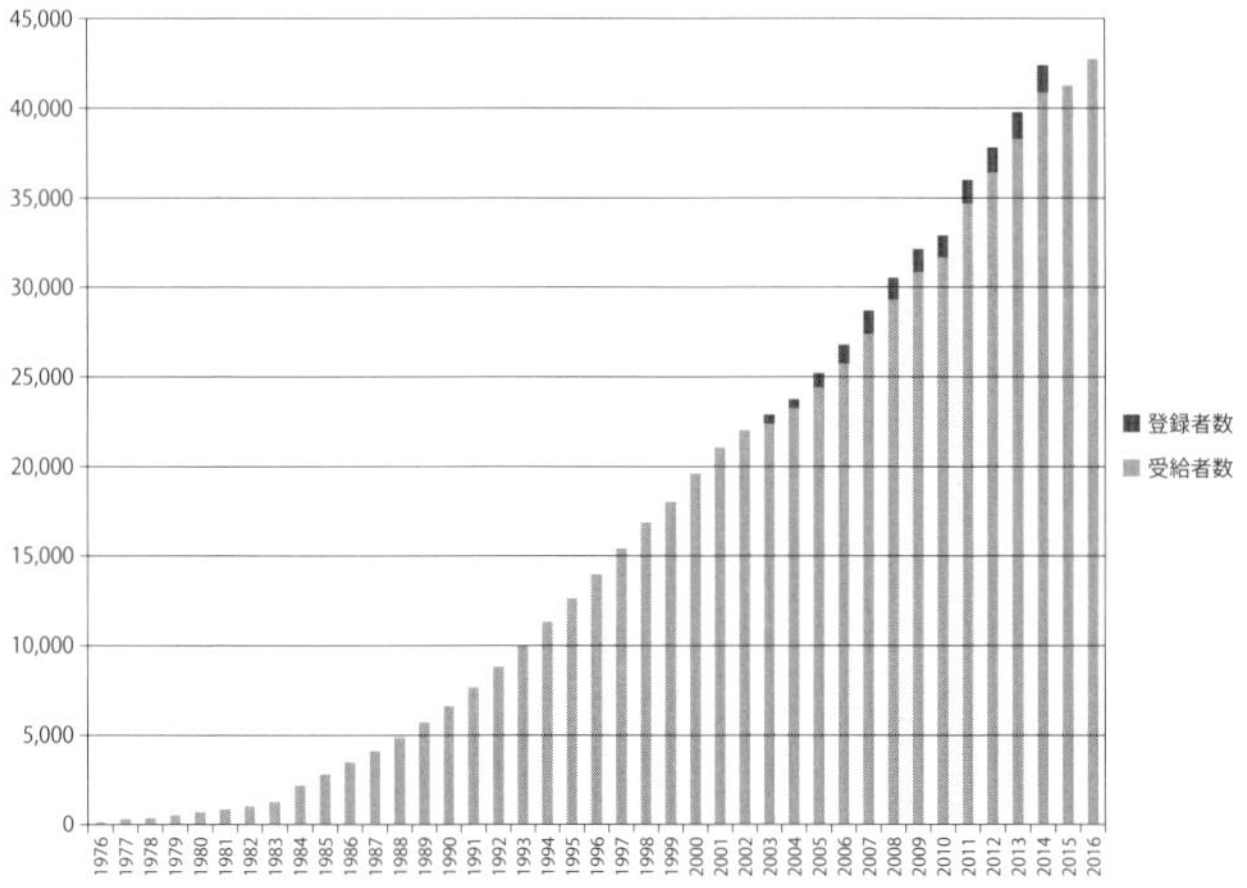

図2　クローン病医療受給者証交付件数の推移（1976 ～ 2016 年）
引用：難病情報センター

症状がでているのかもしれません。

　また、潰瘍性大腸炎と診断されたのち、病状が小腸まで進行し、クローン病と診断されるケースも聞きます。小腸に炎症が起きて治癒後、同じ位置の炎症ができるサイクルを繰り返すことで、腸管が狭くなり、腸閉塞を起こしやすくなることも特徴的です。一般的なクローン病の治療として栄養療法があり脂肪や繊維が少ないエレンタール®が用いられます。小児ではエレンタール®を用いた栄養療法がプレドニン®と同様の効果があることが分かっており（ここは成人と違うところです）、第一選択肢が栄養療法になってきているそうです。

潰瘍性大腸炎と同じく、10代〜20代の若年者が発症しやすく、男性で20〜24歳、女性で15〜19歳が最も多くみられます。男性と女性の比は、約2：1と男性に多くみられます。

日本におけるクローン病の患者数は特定疾患医療受給者証交付件数でみると1976年には128人でしたが、2013年度には39，799人となり増加がみられています（図2）。それでも、人口10万人あたり27人程度、米国が200人程度ですので、欧米の約10分の1でしたが、現在も増加傾向は続いており、2021年度医療受給者証保持者数は48，320人に達しています（難病情報センター https://www.nanbyou.or.jp/entry/5354）。なお、クローン病も潰瘍性大腸炎と同様に、2015年の難病法施行によって軽症者がカウントされていませんので、国内の患者数を正しく把握できていない状況です。

クローン病当事者にインタビュー

「潰瘍性大腸炎当事者にインタビュー」（18ページ参照）と同様に、クローン病当事者にインタビューした内容をご紹介します。潰瘍性大腸炎とは違って、クローン病患者さんならではの苦悩があります。

手術歴なし
20代男性　K・Kさん

Q1 発症当時のことを教えてください。

２０１９年、24歳で発症しました。当時は、同居の親と不仲だったため、家に帰りたくなくて、平日は仕事、休日は夜中までアルバイトに明け暮れていました。スケジュールが空くと、友人や職場の同僚と居酒屋で夜中まで飲み会です。極力、家に帰らないようにしていました。飲み会では、アルコールはもちろん、揚げ物メニューばかりを食べていました。睡眠時間もだいぶ短かったです。

そんな時期を過ごしていると、ひどい倦怠感や高熱がつづくようになりました。口内炎も多かったです。病院を転々としていたのですが、なかなか原因がわからず困り果てていました。ある日、職場の健康診断がきっかけで、ようやくクローン病と診断を受けました。

Q2 診断されたとき、どんなお気持ちでしたか。

クローン病なんて聞いたことがない病気だったので、病院の待合室でスマホをつかってネット検索すると、一番はじめに目に飛び込んできたワードが『難病』で、衝撃でした。はじめは病気を受け入れられませんでした。

それと、診断を受ける前、当時の恋人（現在の妻）に病院に行くことを伝えていたので、すぐに連絡しました。相手もすぐに調べてくれて、「クローン病って調べたら、難病って書いてあるけど…。大丈夫？」と一緒に考えてくれました。

Q3 診断後から現在まで、どのような治療をされましたか？

2019年3月から現在まで、メサラジン®とミヤBM®（整腸剤）を、それからエレンタール®を処方されています。2019年4月からヒュミラ®（生物学的製剤）をはじめたのですが、効果がなくなってきたので1年ほどで終了。ヒュミラ®を止めたタイミングで、イムラン®（免疫抑制剤）とレミケード®（生物学的製剤）をスタートしました。レミケード®は2021年2月に終わり、代わりにステラーラ®（生物学的製剤）をはじめて、今でも2か月に1回、病院で打っています。

Q4 これまで入院は何回しましたか？

5回です。2019年3月に2週間、同じ年の9月と2020年4月に10日ぐらい、2021年5月に5日間、2022年9月に2週間です。帯状疱疹や痔ろうに悩まされた時期もありましたが、現在は落ち着いています。

Q5 病気を意識して、普段気をつけていることはありますか？

外食をする機会があるときは、その前日や翌日は食事をできるだけ控える（エレンタール®だけとか）ように気をつけています。少しでもお腹の調子に違和感があったら、無理のない食事を心がけています。無理をして腸閉塞ぎみで入院したこともありましたので。

【著者のコメント】

クローン病と診断され、病気が受け入れられないでいるところ、恋人が一緒に考えてくださったのは大きな励みだったと思います。体調の変化で、たくさんの入院や治療を経験され、痔ろうなどの合併症を乗り越えてこられました。今では病気としっかり向き合い、食事の種類や量を調節し、ご自身に合う治療法によって体調をキープできるようになっているそうです。活動の幅が広がり、ＱＯＬが高まっているお話を聞けて嬉しく思いました。

40代女性　U・Tさん

Q1　発症当時、どのような状況でしたか？

私の場合、他の患者さんのように、腹痛や下痢があったわけではありません。

長年、原因不明の体調不良に悩まされていました。

病院を転々としましたが、どこの病院でも風邪薬を処方されるばかりで、解決には至りませんでした。婦人科で女性ホルモンや男性ホルモン療法を行ったこともあります。

そんな日々を過ごしていると、微熱がつづき、しばらくして高熱が出始めました。

ちょうど職場の人間ドックを受けていたこともあり、大きい病院を受診することになりました。ここでクローン病と診断を受けました。

クローン病の治療を始めてからは体調は安定したので良かったです。

Q2 現在の病状はいかがでしょうか。

主に、便秘、肛門の問題です。他の患者さんが抱える下痢などの症状とは違うかもしれません。

Q3 現在の病状で不安に思うことはありますか。

強いていうなら、薬の副反応と思われる症状がここ1年ほどでていて、現在、検査結果を待っています。これまでの治療法などが変更になるかもしれないことや、症状の原因を突き止められるのか、持病はどうなっていくのか、ぼんやりと不安に思っています。

Q4 治療にあたって医療従事者に要求したいことはありますか。

病院の縦割り体制を改善してほしいです。お医者さん同士、それからお医者さんと患者のコミュニケーションの悪さを感じています。

そのようなことを感じつつも、私の病院ではリウマチ膠原病科の先生が各科の先生と連携してくれているようで、ファシリテーター的なことを行ってくださっているので、とても心強く、心が休まります。

クローン病の治療には医術が一番大事なのですが、**寄り添ってくださるお医者さんの**

存在が、患者の一番の安心なのかもしれません。

【著者のコメント】

一般的なクローン病に見られる下痢などの症状とは違うパターンもあることを知りました。また、インタビューにもあったとおり、患者さん自身の問題だけではなく、病院側の医療体制について課題を感じさせるお話でした。そして最後の一言は金言ではないでしょうか。

手術歴あり

30代男性（発症時10代）A・Mさん

Q1 発症当時のことを詳しく教えてください。

2000年、中学3年の8月に、肛門に痔ができたのが始まりでした。この痔は、切除しても何度も再発したため、大学病院で精密検査を行うことになりました。この結果、肛門周辺の炎症や腸内の縦走潰瘍が確認され、クローン病と診断されました。

Q2 『難病』と診断されたとき、どんな心境でしたか。

痔ろうの症状をなんとか治したい一心で精密検査に臨んだので、難病と診断されるとは思いもしませんでした。「自分が難病になったのか」と当時は他人事のような感覚で、あまり実感が湧きませんでした。

Q3 診断後から現在まで、どのような治療をされましたか？

２０００年　15歳　エレンタール®とサラゾピリン®
２０１０年　25歳　経腸栄養剤
２０１２年　27歳　レミケード®と免疫抑制剤服用
２０１４年　29歳　ヒュミラ®と免疫抑制剤服用
２０２０年　35歳　ステラーラ®と免疫抑制剤服用

Q4 手術を経験されたとお聞きしましたが、どのような状況だったのでしょうか。

手術は２０１２年の27歳、５月のゴールデンウィークの時でした。レミケード®の治療を続けると、炎症箇所が良くなる一方で、腸が徐々に狭くなり、**狭窄障害を発症**してしまいました。

食事をしては、痛みが生じる状況であったため、食事を取らず、経腸栄養剤服用による治療をスタートしました。

また、西洋医学以外にも、良くなるものはないかとインターネットで情報収集し、東洋医学を取り入れ、鍼灸院へ通い始めました。しかし、対症療法的なものであり、症状が完全に治ることはなく、終わりが見えない状況でした。

それから1年程経過し、主治医や家族と話し合いの末、狭窄部分切除の手術に踏み切ることにしました。クローン病発症から10年後で70％の手術率と認識していたので、とうとう自分の身体もその時が来てしまったのかと、感じていました。

腹腔鏡手術により、狭窄の二箇所（小腸を50㎝程）を切除しました。

Q5　手術後はどのような治療になったのでしょうか。

手術後は狭窄が解消されたため、通常の食事も取れるようになり、ＱＯＬが向上しました。予後は、薬物療法レミケード®と免疫抑制剤の治療で落ち着きました。

Q6 クローン病を抱えながら仕事をするうえで、工夫していることはありますか？

以前は立ち仕事中心でしたが、デスクワークの仕事に転職しました。体調に負担を掛けないように心がけています。

Q7 普段気にかけているクローン病の対処法を教えてください。

長年クローン病と付き合っていると、ある程度、自分に合わない食べ物が存在することを把握できます。そのため、食べ物の内容や食べる時間帯に気をつけています。

Q8 クローン病を発症した若年層の患者さんにどのようなことをお伝えしたいですか？

クローン病といっても、薬や食事について、個人差が多いと感じております。そのため、同じクローン病の方々のアドバイスを受けても、そのまま受け入れるのではなく、まずは自分の身体で実証してみるといいと思います。自分なりに、病気と共存していく方法を確立することをおススメします。

【著者のコメント】

学生時代にクローン病を発症されてから、痔ろうのつらさが伝わってきました。小腸の一部切除をご経験され、とても大変な時期を乗り越えてこられたと思います。病気と付き合いながら、転職を決断されたり、東洋医学を取り入れたりとご自身の工夫も感じられました。最後のご回答のとおり、同病者の経験談は大切ですが、患者さん個々の病状は異なりますので、一人ひとりが対処法を見つけていく必要があることを再認識しました。

20代女性　T・Nさん

Q1　発症当時のことを教えてください。

２０１９年12月、娘の付き添い入院中に腹痛、下痢、背中の痛み、高熱がつづきました。その後、病棟で下血。普通の症状ではないと思い、消化器クリニックを受診しました。そこで、人生初の大腸カメラを経て潰瘍性大腸炎の疑いと診断されました。

娘を出産直後の２０１９年８月に、イレウスの様な症状で救急外来を受診したのですが、今思えば、それが前兆だったかもしれないです。

クローン病と診断されたのは、２０２０年2月でした。大腸カメラをした消化器クリニックから県立医療センターに紹介状を持って行ったその日に緊急入院となりました。当時は脱水、栄養状態の悪化と下痢がひどくて、ご飯をほとんど食べられなかったです。大腸の全域に潰瘍がありひどい状態だったそうです。結局２週間、入院しました。退院後は大学病院に転院して、現在もこちらにお世話になっています。

Q2 診断されたとき、どんなお気持ちでしたか。

娘の病状（別の難病）の方が気になっていて、正直、自分のことはどうでもいいと思っていました。

Q3 診断後から現在まで、どのような治療をされましたか？

入院してすぐ、メサラジン®（5-ASA 製剤）の内服がはじまりました。大腸の潰瘍には効果があったのですが、小腸の方は良くなりませんでした。２０２０年11月からインフリキシマブ（TNF-α阻害薬）を開始し、２０２１年12月からイムラン®（免疫抑制剤）を現在も内服中です。

Q4 手術をされた経緯について教えてください。

２０２０年6月に緊急入院し、その時に小腸の狭窄がみつかったので、手術に至りました。イレウスなどはなかったのですが、症状（腹痛など）が改善しなかったため、内視鏡検査をしてみたら、小腸の狭窄が見つかり、その流れでその部分のみを必要最小限ということで10数センチ切除しました。

Q5 手術後はどのような治療をされていますか？

手術後から3ヶ月経ち、症状が落ち着いてきたところでインフリキシマブ（8週に1回）が始まりました。それから2回ほどイレウス疑いで緊急入院しましたが、現在は落ち着いています。

Q6 どのようなときにイレウスになりましたか？

2回ともキャベツを食べたことでイレウスになりました。キャベツは、野菜スープ、それから野菜炒めの材料として使ったものです。

キャベツを食べたあとに腹痛がひどかったのですが、自宅でガマンしていました。翌朝、病院を受診し、そのまま入院という流れです。２回とも入院中の絶食とお薬で自然開通しましたのでイレウス管を入れずに済みました。

Ｑ７　クローン病をかかえながら仕事をすることについて、どう感じられていますか。

娘を産んで育休中（産後８ヶ月）でクローン病と診断されたので、丸３年の育休をいただきました。育休前はフルタイムの正社員として営業の仕事をしていたのですが体力がかなり落ちていることもあって、転職をしました。現在は１日５時間のパートに週５回出ています。通しでお休みをいただくこともあり、体調不良の急なお休みでも快く承諾してくれる職場で、助かっています。

Ｑ８　発病して間もない同年代のＩＢＤ患者さんに、どんなことをお伝えしたいですか。

30代だと様々なライフスタイルの方がいるので一概に言えませんが、まずは自分の身体を休めることが大事かなと思います。持病を抱えて社会に出ることは簡単なことではないですが、先輩方や主治医の先生、周りの人達のアドバイスを聞いて自分が生きやすいように生きるのが一番病気にも良いと思います。

【著者のコメント】

お子さんが難病を抱えている中で、ご自身はクローン病を発症したという何とも壮絶なお話でした。キャベツを食べて2回イレウスになってしまったようで、繊維質な食材には特に注意しなければならないですね。病気に配慮してくださる職場でお仕事できているというお話も聞けて希望が持てました。

IBD当事者の代表的な悩み

インタビューした当事者の皆さんに、「**IBD当事者に共通しそうな悩み**」ついてご質問したところ、トイレがどこにあるのか常に気にかけているなど排泄面での共通点があった一方、『**外見で病状が伝わりにくいこと**』と多くの方から回答がありました。

どんなに腹痛で苦しんでいても、見た目は健常者です。ＩＢＤやＩＢＳだけではなく、膠原病、パーキンソン病、高次脳機能障害など、多くの病気でも同じことがいえると思います。

その中でもIBDやIBSのやっかいなところは、「腹痛」＝自己管理ができていないなど、ネガティブな固定概念が存在することです。つまり、自身の体調不良と、周囲が認識する病気の程度にギャップが生まれやすいのです。

IBDの病状は腹痛だけでなく、貧血などカラダが疲れやすい特徴もあります。夕方になるとひどい倦怠感や発熱に襲われることはよくあることです。早朝に体調不良で昼頃になって回復しても夕方に疲れがドッとくる日内変動がある方もいらっしゃいます。体調が天候に左右されることもあります。

周囲からみれば、昨日は元気そうだったのに、なんで今日はきつそうなのか、と不思議に思われることもあり、**サボっているように思われてしまう**ことがあります。これが本当に恐ろしいことです。当人の感覚と乖離してしまうからです。

そのせいで本来、構築しておかないといけない人間関係が上手くいかず、病気の理解を得られにくい状況におちいってしまうこともあります。ただでさえ、病気で苦しいのに、その思いを周囲から理解されないうえ、自分自身の評価を下げられる。最悪な状態です。病気を正しく理解してもらい、周囲から合理的配慮を得られることが、本来求められることなのですが、ＩＢＤという病気は、それが難しくなりがちな病気だと感じています。

周囲の理解を得ることが難しい。説明したとしても、「お腹が痛くて仕事を休めるのか」など、病気のことを詳しく知らない方から、心にもないことを言われることもあります。

他に、ＩＢＤの説明上、便やガス、肛門や大腸カメラといったワードを抜き出して**セクハラにつながった**ケースも聞きます。勇気を出して、職場の上司に相談したのに、多数の人が集まる場でその話題を出されたケースも。

このように、ＩＢＤそのものの苦しみ以外に、周囲から病気を理解されないがために、2次的、3次的に精神的なダメージを負うことがあるのです（図3）。

特に、多感な時期の若年層の患者さんは、気持ちのコントロールが難しいことで、ふさぎ込んでしまうケースがあります。そのことを多くの方々に知ってほしいです。

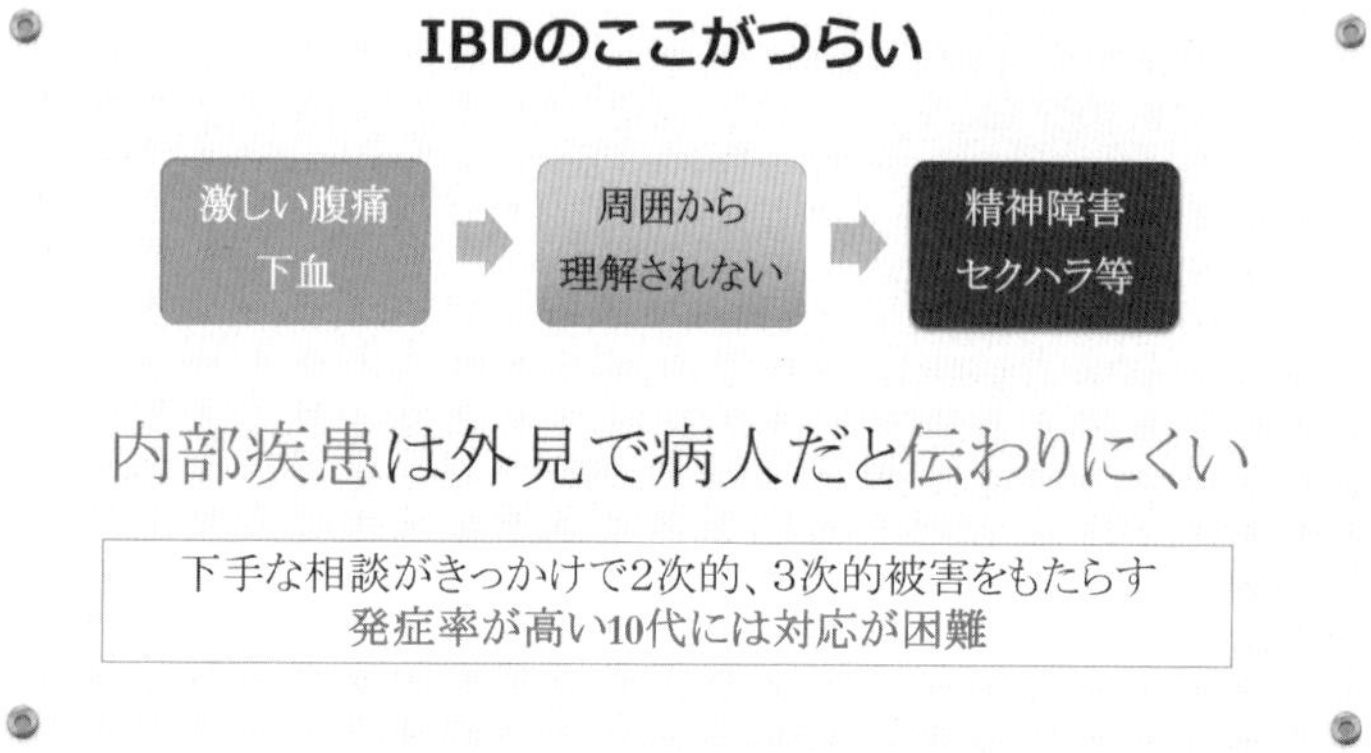
IBDのここがつらい
激しい腹痛
下血
周囲から
理解されない
精神障害
セクハラ等
内部疾患は外見で病人だと伝わりにくい
下手な相談がきっかけで2次的、3次的被害をもたらす
発症率が高い10代には対応が困難

図３　潜在的な問題

私どもの患者会では、病気の理解を広げることを目的に、普及啓発活動を行っています。当事者側の対策として、**「どのように病気のことを説明したら伝わるか」**をテーマに今後、グループワークを計画しています。説明する言葉も大事ですが、説明資料を利用することも同じように大事でしょう。

例えば、ＮＰＯ法人ＩＢＤネットワークが作成した**「小中高校教員に知っていただくための潰瘍性大腸炎ガイドブック（２０１７年）」**、**「小中高校教員に知っていただくためのクローン病ガイドブック（２０１８年）」**

（https://ibdnetwork.org/useful_info/useful_book/　※どちらとも無料でダウンロードできます）」などをつかって説明することも工夫のひとつです。

ただ、資料はあくまで説明するための道具ですので、**単に資料を見せたら病状を理解してもらえるわけではありません。相手に伝わるように説明しないといけません。**

大事なことは、**「相手に病気を正しく理解してもらうこと」**です。

一度の説明で伝わらなければ、複数回チャレンジすることも時には必要になります。

最後に、「大腸は心の鏡」や「第2の脳」と言われるように、メンタルとの関係性が指摘されています。患者の精神面について、潰瘍性大腸炎の「患者と家族のためのしおり」では、次のように記載されていました。

> 「気持ちをいつも平静に保つように心がけ、怒り、緊張、興奮、心配事は避けるように、本人もご家族も努めてください。病気に対して神経質になりすぎ、ちょっとした病状の変化に一喜一憂するようなことも大きなマイナスです。気苦労は体調をくずす原因にもなります。もっと大らかに、気分を発散させて、心にゆとりを持つよう心がけてください。ふさぎこむと病気が喜ぶ。」
>
> （株）日本出版サービス『患者と家族のためのしおり 潰瘍性大腸炎』厚生省特定疾患 難病のケア・システム調査研究班編（1982年）より

最後の一言がちょっとドキッとしますね。気持ちを落ち着かせる努力が必要になるところは、発病して間もない方には意外に思われるかもしれません。周囲の方もそのことを理解していただき、患者さんの病状を落ち着かせるためにフォローしてもらえたらと思います。

過敏性腸症候群（IBS）当事者にインタビュー

この本はIBDの話をまとめていますが、過敏性腸症候群（IBS）のことにも触れたいと思います。

IBSの特徴は、激しい腹痛や、ガス（いわゆるオナラ）異常など、お腹の不調が起こるのですが、大腸カメラで検査しても腸内に炎症が確認されません。また、IBDは指定難病ですので、都道府県の審査を経て、医療費負担が軽減されるのですが、IBSにはそれがありません。しかしながら、IBDとIBS患者の悩みは共通点が多いように感じます。

今回はIBS患者さんのリアルな声を聞くため、IBS当事者の方にインタビューしました。

Ｈ・Ｒさんは、学生時代にＩＢＳを発症した当事者で、現在、10代のお子さんもＩＢＳと闘病中です。当事者でありながら、保護者としての目線で、お話を伺いました。

40代女性（発症時10代）　Ｈ・Ｒさん

Q1　ＩＢＳ発症時、どのような状況でしたか？

思い返すと、幼少期は肥満体型だったこともあり、人付き合いが苦手でした。そして、小学校から中学校への進学がきっかけで、新しい環境に対して、とても不安な気持ちがあり、それで過食症になってしまいました。その後、ＩＢＳを発症しました。

Q2　ＩＢＳを抱えた学校生活でどのようなことに困りましたか？

私は、ＩＢＳのなかでも下痢型なので、毎日、激しい腹痛がありました。通学前の早朝、トイレからなかなか出られずつらかったです。そのせいで、よく学校を遅刻しました。そして通学バスのなかが本当に苦痛でした。トイレにいけない不安もあり、ひたすら腹痛に耐えました。

授業中は、ガス漏れがひどく、とても恥ずかしかったです。とても授業に集中できる状態ではありませんでした。本当は、授業中にトイレに行きたかったのですが、それができず、ひたすら我慢していました。

ずっと下を向きっぱなしで、人の目を見ることさえできなくなっていました。ですので、学校では、ほとんど一人で過ごしていました。学校の先生に相談できれば良かったのですが、IBSの病状を説明することは恥ずかしくて、とても相談はできませんでした。

Q3 IBS患者の方々の共通の悩みについて、どのようなことがあると思いますか？

下痢や便秘、ガスもれなど、IBSの症状は多感な時期の患者にとって、恥ずかしいもので、なかなか相談できないと思います。

また、**周囲から苦しみやつらさを理解してもらえない。**これが本当につらいです。そして、自分で自分のカラダをコントロールできず、思うようにいかないので自暴自棄になりやすいと思います。

Q4 ご自身のIBS対処法がありましたら是非、教えてください。

スナック菓子やクッキーなどのお菓子は、極力食べない。お腹の調子が悪くなったものは、覚えておいて、極力食べない。よく噛んで食べる。糠漬け、ヨーグルト、納豆、野菜、果物、玄米などを心がけて食べる。睡眠不足にならないよう、心がける。散歩などの運動をつづける。こういったルーティンワークで対処できるようになりました。

Q5 学生時代にIBSを発症された経験から、IBS患者さんの保護者の方々に伝えたいことについて教えてください。

子どもさん本人は、学校でとてもつらい思いをしているということを理解してほしいです。頑張って無理をし続けることが、必ずしも良いことではないということを念頭に置いてほしいです。つらさをわかってあげて、ゆっくりと休ませることも大切です。甘えなどではなく、腹痛などをガマンして、頑張って学校へ通っていることを知ってほしいです。

発症当時、私の両親はＩＢＳだということを知っていました。病院にも連れて行ってもらいました。それでも、「オナラは誰でも出る、下痢だってそう。」そんな感じで、学校や、塾を休むと叱られました。そして、とうの私自身も休むことは（休みたいけれど）

悪いことだと、そう思っていました。そのことが、かえってお子さんの病状を悪化させているることがあるわけです。

Q6　もしも学生時代にタイムスリップできるとしたら、学校側にどんなことを要望したいですか？

トイレに行きやすいように、一番出入口に近い後ろの座席にしてほしいです。全校集会なども同じように配慮をいただきたい。例えば、アイコンタクトでトイレに行けるようにしてほしいです。

授業中など、トイレを先生に申告することで、クラスメイトからからかわれたりするかもしれないからです。

そして、先生方にこの病気を知っていただき、病気が理由で学校を遅刻したなら、叱らないでください。

普段の様子からみてＩＢＳかもと先生が感じたら、コソッと「席、後ろがいい？」などとそっと背中を押して欲しいです。学生はなかなか自分から申告することが難しいものです。

ないでしょうか。

また、やんわりと先生からクラスメイトにＩＢＳで苦しんでいることを伝えてもらえ

現代で要求できるのであれば、ＩＢＳの診断書を申告して、オンライン授業や、保健室登校でも出席扱いにしてもらうご配慮をいただきたいです。腹痛などで苦しみながら授業を受けられない生徒がいることをご理解ください。

Ｑ７　お子さんもＩＢＳを発症されたとのこと。保護者の立場からどのように感じていますか？

これが不思議なもので、いざ親になると、自分がＩＢＳで苦しんだにもかかわらず、つらさは理解していても頑張らせてしまっています。今の苦しみよりも、将来のことを心配してしまって。保護者の立場になると感じ方が変わってしまっています。

【著者のコメント】

ＩＢＳもＩＢＤと同じように若年層が発症しやすく、誰にも相談できずにふさぎ込みやすいと、今回のインタビューを通じて思いました。

また、ＩＢＤやＩＢＳがきっかけで、鬱病になったというお話も複数ご回答をいただ

いた一方で、経験的に病気の対処法を身に付けていらっしゃる方々は、ポジティブ思考の方が多いように感じました。

病状は個人差が大きくて様々ですが、この本がそのきっかけとなり、いつの日か、少しでも前向きなお気持ちになっていただけたら幸いです。

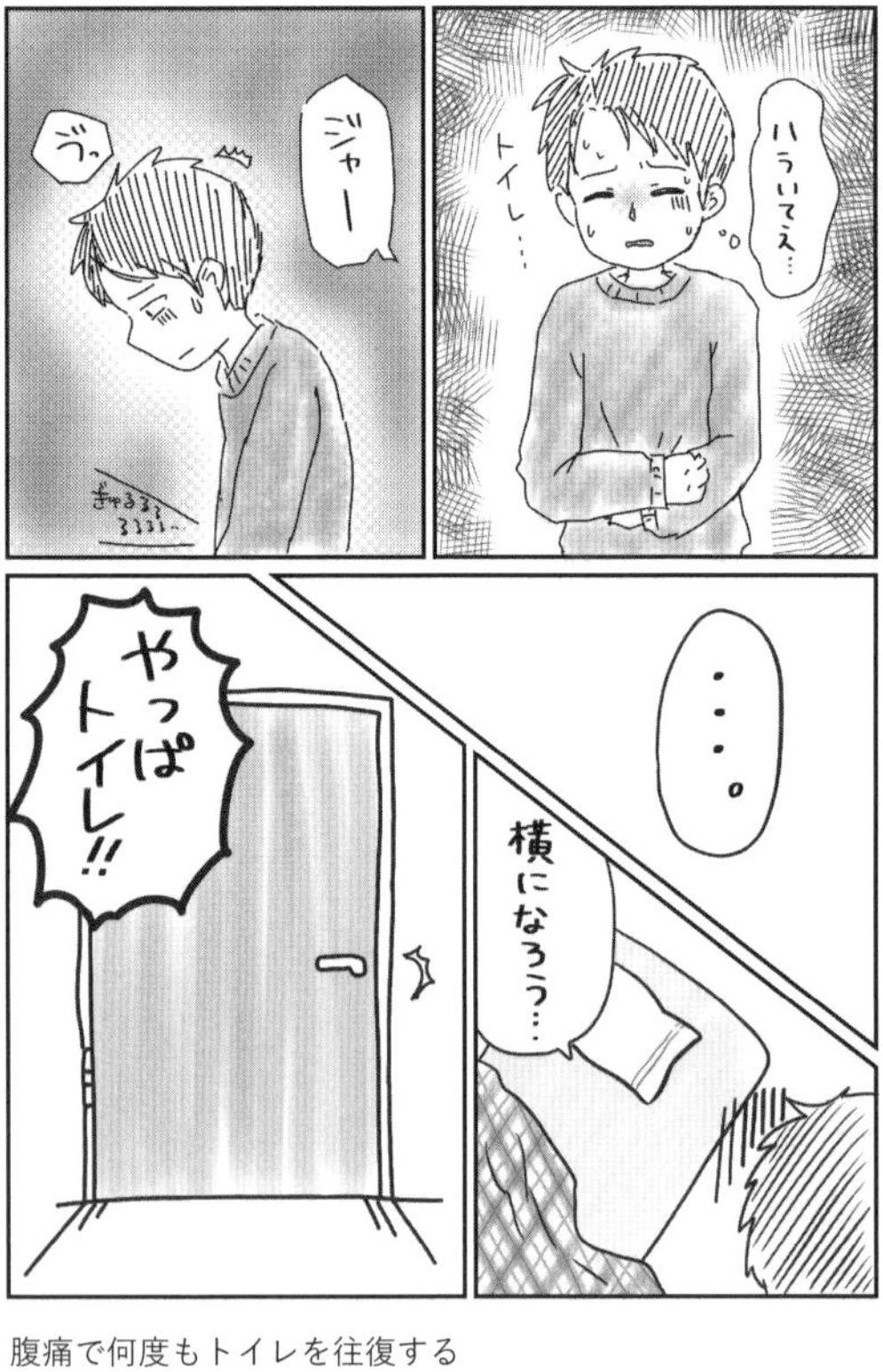
ハラいてえ…
トイレ…
ジャー
うっ
…。
横になろう…
やっぱトイレ!!

腹痛で何度もトイレを往復する

参考になるウェブサイトなど

患者会を運営していると、「**どこの情報を参考にしていいかわからない**」といわれることが、よくあります。現代の情報化社会で情報が容易に手に入る一方、必要とされる情報が埋没してしまうデメリットがあるようです。また、医学的根拠のない情報なども散見されるので、**情報の受け取り方には注意が必要**です。

そこで、オススメしたいウェブサイトなどを次のとおりご紹介します。

製薬会社さんなど企業が作成されているウェブサイトは、専門医や管理栄養士などの専門家監修のものが多く、患者さん目線で使えるツールが整備されているうえ、とても見やすいです。

私自身、患者会を始めてから、「こんなに使える情報が整理されているのか」と感動しましたし、これらのウェブサイトのことをもっと早く誰かに教えてもらいたかったです。ご参考にしていただければ幸いです。

■ 同病者の経験談を動画で見る

「潰瘍性大腸炎の語り」
(NPO 法人 IBD ネットワーク)

「クローン病の語り」
(NPO 法人 健康と病いの語りディペックス・ジャパン)

■ 専門医を探す

「特定非営利活動法人
日本炎症性腸疾患協会 診療医リスト」

「国立研究開発法人
国立成育医療研究センター
小児炎症性腸疾患（IBD）センター」

■ IBD 専門家や当事者と交流したいとき（登録が必要です）

「G コミュニティ」
潰瘍性大腸炎・クローン病患者のための
～ 専門家・患者に相談できる IBD コミュニティ ～

「トモノワ®」（ヤンセンファーマ株式会社）

■ 役立つ暮らしの情報など

「CCJAPAN」（株式会社三雲社）
日本初、IBD 患者向け生活情報雑誌を隔月発行

「IBD プラス」QLIFE

「IBD ステーション」（武田薬品工業）

「IBD LIFE」（ヤンセンファーマ株式会社）

「知っトクカフェ　UC」（田辺三菱製薬）

「みんなのクローン病ひろば」（株式会社 JIMRO）

Part 2

ＩＢＤ患者のライフスタイル

食生活

ＩＢＤ患者さんにとって、食生活＝治療の一つという考え方があります。潰瘍性大腸炎の場合、寛解期にはある程度、制限がなくなる場合が多いですが、香辛料などの刺激物や、過剰な脂質は体調を悪化させる可能性があるので、注意が必要です。再燃期になると、より一層気をつけないといけないので、食事の面は主治医や病院の栄養士さんと相談しましょう。

クローン病も同様で、お医者さんから処方される経腸成分栄養剤（エレンタール®など）は治療の一つとして服用する必要があります。また、繊維が多い食材などが腸に詰まってしまい緊急入院されることもよく聞く話ですので、油断禁物です。

消化器官の病気であるＩＢＤと「食」は切っても切れない関係です。そのため、ＩＢＤ患者向けのレシピは多く書籍化されています。

最近ではＳＮＳでレシピ情報を入手することもできるようになりました。

注意点として、そのような無料で入手できる情報は、**管理栄養士さんなどの専門家が**

監修したレシピから参考にされることをオススメします。ＩＢＤ患者のレシピは単純に油を少なくするだけじゃなく、患者さんの体調に合わせた食材選び、調理法が求められます。専門家の意見を取り入れたレシピに基づくことがキホンです。

株式会社グッテさんは、ＩＢＤ患者の要望を取り入れ、**ＩＢＤ患者によるＩＢＤ患者のためのレシピサイト**を２０２２年11月にオープンされました。インターネット上で、ご自身の体調や食材を選択し、専門家監修のレシピ情報を入手できるという、これまでありそうでなかった仕組みです。選択したレシピは、さらに細かく体調に合わせたアレンジ法や、管理栄養士さんのコメント、利用者の評価など情報が一元化されていますので、とても便利です。是非参考になさってください。

「グッテレシピ」
患者さんと作るお腹に
優しいレシピサイト

なお、生徒の患者さんの場合、学校給食が出される場合もあると思います。給食は「学校給食摂取基準」による栄養成分量に準じて調理されているのですが、クローン病患者さんの基準となる1食当たりの脂質量が4～5倍ほど多くなるそうです。そのため、脂質の多いおかずを適宜、残す必要がありますし、お弁当を持参しないといけなくなるケースもあります。体調を悪化させないために、保護者の方や学校の先生と相談し、対応を検討してもらう必要があります。

外食についても、同病者の方からご質問をいただくことがあります。症状が悪い場合は、食べられるものが絞られるのでお店選びも大変です。メニューを選ぶのに時間がかかってしまい、友人や家族を待たせてしまう場合もあるのではないでしょうか。

最近では、ファミリーレストランなどお店のホームページでメニューが公開されていて、材料や一食あたりのカロリー、脂質量などを確認することができます。**外食の際は、前もってホームページ上の情報を把握しておく**といいと思います。

また、製薬会社のＥＡファーマさんは、食事の写真を撮るだけで食事のカロリーなどをＡＩで解析できる画期的なスマートフォンアプリ「ＩＢＤサポート」を開発しています（https://www.eapharma.co.jp/patient/useful/ibdsupport-guide）。

こういったスマートな技術が実用化されているのはとても嬉しいですね。どうぞ参考になさってください。

それから、油(脂質)について質問を受けることがあります。

脂質の量と種類について、まず量について順にご説明しましょう。クローン病の場合、1日に摂取できる脂質は**20~30グラム**とされています(平成10年 厚生省 難治性炎症性腸管障害調査研究班)。なお、潰瘍性大腸炎患者さんには具体的な脂質量のデータはないようですが、体調が悪い場合は同じように脂質が気になるものです。そのため、同病者の方は食品表示の脂質量をチェックされる方が多いでしょう。

ただし、「脂質1日30グラム縛り」にとらわれすぎてしまい、かえってストレスを抱えてしまう場合があるようです。

過去に受講した管理栄養士さんの講義によると、1日に摂取する脂質量が30グラムを多少越えてしまったとしても、**すぐに大変なことが起こるわけではない**とのことです。

また、大切なことは次のとおりと教えていただきました。

（脂質との付き合い方）

①不調の時は控えめにする。

②一度に（短期間に）まとめて食べ過ぎない。

③量や食材選びを工夫する。

同病者の方と話していて、特に②のことを心がけている方が多いと感じています。例えば、どうしても参加しないといけない飲み会などで食べ過ぎてしまった場合、翌日はカロリー控えめな食事にする、食べる量を減らして体調をコントロールしています。自分のカラダと相談しながら、たまには自分の食べたいものを食べてストレスを溜めないことが大事だと思います。ただ食べ過ぎないようにする工夫が必要です。

次に脂質の種類についてです。

まず油にはどういったものがあるのでしょうか。

主に、次のとおり4種類が挙げられます。

①飽和脂肪酸（バターなど）

②オメガ3脂肪酸（魚やアマニ油・エゴマ油など）
③オメガ6脂肪酸（大豆油やコーン油など）
④オメガ9脂肪酸（オリーブ油など）

このうち、**オメガ3脂肪酸とオメガ6脂肪酸は「必須脂肪酸」**といって、ヒトのカラダでは作ることができない油です。そのため食事で摂取する必要があります。

昨今の健康志向でオメガ3脂肪酸を含む食品が注目され、飽和脂肪酸が敬遠されているように感じますが、気をつけないといけないことがあります。

例えば、オメガ3脂肪酸がカラダにいいからといって、**それに偏ってしまって果たしていいのか**、という問題です。

管理栄養士の先生によると、摂取する**脂質のバランスが最も大切**とのことです。つまり、どれか1種類の油に偏るのではなく、どの油もバランスよく摂ること。この基本的なことを見落としがちだと思います。

油以外にも食事に含まれるタンパク質や炭水化物がカラダのなかでどのような役割を担っているのか改めて知っておくといいと思います。

余談になりますが、「ご飯を残すともったいない」ので、満腹まで食べてしまう方も患者さん問わず多いのではないでしょうか。

昔から言われるように、基本的には**腹八分**です。咀嚼は一口30回。慣れるまで大変ですが、案外習慣化できるものです。体調が落ち着いていてもご飯の有難みを感じながら食事したいものですね（といいながら、早食いしてしまう私です…）。

学校生活

症状が落ち着いていると、通学は問題ないといわれています。

ただし、登下校中の腹痛には注意しなければならないので、事前にかけこむトイレの場所などをあらかじめ決めておきましょう。

学校内のトイレットペーパーがかためでおしりに優しくないこともありますので、持ち運びできるやわらかいトイレティッシュを持っておくと安心です（インターネットで購入できます）。

また、通院が必要になりますので、病気のことについて保護者さんを通じて学校側に伝えるべきかと思います。

そして、養護教諭の先生のご協力はとても大事です。

「IBDの生徒に何かしてあげたいけれど、何をしてあげたらいいのか分からない」と、他県の患者会にですが、学校の先生から相談があったこともあります。そういった先生もいらっしゃいますので、IBD患者目線で、学校側に合理的配慮を求めることは大切な意思表示だと思います。

体がつらい時に保健室で休ませてもらったり、栄養剤を保健室に置かせてもらったりした、と当事者の方から聞いています。保健室の先生の存在は大きいものです。私も保健室の先生には優しくしてもらった記憶が残っています。もしかしたら、人によっては学校で唯一、心を休めることができる場所なのかもしれません。

患者会で保護者さんから聞いた話ですと、授業中にトイレに行きやすいよう座席の配置を廊下側にしてもらったなど、先生方が配慮してくれた事例もあります。先生方の対応は状況によって違うとは思うのですが、学校側には具体的に病状について説明して、理解を得ることがベターだと私は思います。

とはいえ、私自身、学生時代に学校の先生に持病のことは伝えられませんでした。余計な心配をかけたくないとか、学校で特別扱いを受けることで、周囲から変な目で見られるのではないか、嫌なことを言われないか心配で不安だったからです。

ですが**その結果、私の潰瘍性大腸炎は悪化**してしまいました。

「どうにかなるだろう」の精神でいたものの、その代償は大きかったです。

その経験があるので、今さらながら、学校の先生（特に担任や部活の顧問）には伝えておくべきだったと後悔しています。もしも同じ状況で悩んでいる患者さんがいらっしゃいましたら、同病者の経験談をご覧になって、よく考えていただければと思います。

学校側に説明する際は、「難病」というワードで驚かれることもあるかもしれません。しかし、症状が落ち着いていれば他のクラスメイトと同じように学校生活を送られることをアピールできれば、学校側の理解を得られやすくなるのではないでしょうか。

それから、思春期のお子さんが当事者の場合、センシティブでデリケートな問題ですので、保護者の皆さんは、お子さんの気持ちを理解しようと努めることが大事だと思います。本人の意思に反する行動は、余計なストレスを与えてしまい、病気を悪化させてしまうことにつながるかもしれません。

このことは非常に難しい問題です。ただでさえ多感な時期ですので、トイレ事情の相談など本当はしたくない患者さんが多いでしょう。

そういった、はかり知れない悩みが各々の患者さんにあると思いますので、Part 1「参考になるウェブサイト」（67ページ参照）でご紹介した製薬会社さんが運営する各ウェブサイトで学生さん向けの情報をご参考に、ご家族で今一度考えてみてはいかがでしょうか。複雑な思いが重なるかもしれませんが、**病気をいち早く落ち着かせることが一番の目的**です。どうやって周囲と協力すれば、この問題を解決できるのかをよく話し合いながら、考えていきましょう。

恋愛・結婚

ＩＢＤ患者さんは「難病」を抱えることで、「**自分は恋愛をしてはいけないのではないか**」と思い込んでしまう場合もあるようです。または恋愛関係に至っても恋人に病気のことをあえて打ち明けない（打ち明けられない）こともあるでしょう。

私から偉そうにアドバイスできることはありませんが、まず一般論として、**持病があるからといって恋愛してはいけないルールはありません。**自由です。それから病気を打ち明けて、恋愛関係を解消されるような相手だとしたら、その程度の関係だったと開き直るしかないのではないでしょうか。というか、そう思いましょう。逆にいうと、持病を理解してもらえるような、思いやりのある相手と結ばれるべきだと感じます。

過去、私が参加した患者会のイベントや、ＳＮＳを見ていると、「恋人がＩＢＤだから病気を勉強しています」という方々がいらっしゃるのも事実です。病気だからと不利に思うのではなく、病気を含めた自分自身を磨き上げる視点を持っていればいいと思います。病気を経験すると、普段は見えてこない物事に気づけることができますし、その延長で人に優しくできる方が多いです。それだけでも、人として魅力的ではないでしょうか。

もしも、タイムスリップして10代の自分と話ができるとしたら、私はそんなことを伝えようと思います。

20代になって仕事を始めると、自分以外にも持病がある人が意外といることに気づきました。人間生きていると誰でも何かしら抱えているものです。

個人的な話になりますが、妻には結婚前に持病のことは伝え、しっかり治療していけば、病気と付き合っていけることを理解してもらえました。当時を思い返すと、嫌われないかとても心配で慎重に伝えましたが、当時は私自身病気と向き合っていられたので、素直に話せたと思います。

一方、「結婚」がテーマになると、出産のことなど不安になることが増えると思います。こちらもセンシティブな問題ですので、関係書籍の情報は少ないですが、大阪急性期・総合医療センター臨床研究支援センター田尻 仁センター長の書籍で次のことが書かれていました。

「まず現在では、ＩＢＤ合併だけでは妊娠や出産に関するリスクには特に問題はなく、病気が寛解しており、治療に対する十分な理解があれば、多くの患者さんが普通に出産できると考えられています。

（中略）近年の治療の急速な進歩によって、多くのＩＢＤ患者さんが長期間寛解した状態を保つことができるようになり、妊娠・出産についても健常人と同じように期待することができます。」

（株）メディカ出版『こどもの潰瘍性大腸炎・クローン病と治療』田尻 仁編著（２０１７年）より

ＩＢＤ医療が進歩したおかげで、こういった希望を持つことができます。

また、ヤンセンファーマ社さんが運営するウェブサイト「IBD LIFE」で、ＩＢＤ患者さんの結婚について当事者の経験談がまとめられていますので、参考になさってください。

「IBD LIFE」日常生活に役立つヒント

恋愛・結婚・出産／パートナーとの付き合い方

就職活動

同病者の方と話をしていると、**「就職活動で持病のことを申告すべきかどうか問題」**がテーマにあがることがあります。YouTubeで動画検索してみると、「申告すべき派」と「申告する必要はない派」に分かれているように、当事者の状況によると思うので、一定の答えはありません。

主観ながら、持病を申告することで就職に不利に感じることが多いと思います。自分の経験でもそうでした。

では、持病を申告せずに採用されたとして、その後のことを考えてみましょう。通院のことなどで、困ってしまう状況に追い込まれるかもしれません。そのことでかえって病状を悪化させる悪循環におちいる可能性も。そのため、中等症程度の患者さんに向けての意見ですが、「できれば申告した方がいい」です。

ただ、気をつけなければならない点があります。病気を説明する際、**ネガティブなア**

ピールにならないようにすることです。

例えば、「持病のために、職場に迷惑をおかけするかもしれない」「病気のせいで、こういったことで困ってきた」など、**患者さんはネガティブな話をしてしまいがち**なのです。

そうではなく、「持病があるけれど、こういったことで対処してきた」や「持病と向き合いつつ、こういうことを頑張って乗り越えてきた」など、ポジティブな話をしましょう。自己分析のうえ、しっかり自分の価値をアピールできるようにしていれば、大丈夫だと思います。

ところで、患者会を運営していると講演の依頼などをいただくことがあります。最近のトレンドが、まさに「難病患者の就労問題」です。

重複しますが、Part 1「参考になるウェブサイト」（67ページ参照）には、ＩＢＤ当事者の就職活動について情報が多く掲載されていますので、そちらについても是非参考になさってください。

どんな仕事に就いているのか

ＩＢＤ患者がどういった仕事をされているのか、個人的に興味深いのですが、なかなか集計をとることが難しいようで、情報が少ないです。そういった中、障害者職業総合センターが発行している「難病のある人の職業リハビリテーションハンドブックＱ＆Ａ」には、難病患者の現在就労している職種の具体例が疾病別にまとめられていていました。ＩＢＤについては次のとおりです。

潰瘍性大腸炎

手帳有：一般事務職、専門・技術職、一般事務以外の様々な事務職（人材派遣業）、サービス職（訪問ヘルパー）、保安職（夜間警備員）

手帳無：一般事務職、その他さまざまな専門・技術職（弁護士、獣医等）等

クローン病

手帳有：一般事務職、一般事務以外のさまざまな事務職（税務申告、内部監査サポー

ト）、その他情報処理・通信技術者（ＳＥ、ソフトフェア開発）、その他の専門職（ジムトレーナー、不動産鑑定士）等

手帳無：一般事務職、その他さまざまな専門・技術者（研究者、臨床心理士）、さまざまな事務職等

とてもさまざまな職種の方がいることがこの調査結果でわかると思います。こちらには記載がありませんが、報道を見ていると野球やサッカーなどスポーツ選手にもＩＢＤ患者さんは多くいらっしゃるようです。

その中でも事務職の患者さんは多いようですね。自己都合でトイレに行きやすいなど患者さんにとっては必要な条件が揃いやすいのかもしれません。逆に外出が多い営業職などは避ける傾向にあるようにも感じます。

しかしながら、結局は自分のやりたい仕事、興味を持つことができる仕事を優先すべきではないでしょうか。そういった中で自分の体調にあわせてバランスを取ることができればいいですね。

私は現在、県の農業試験場で土や肥料の研究員として働いています。学生時代から農

に携わる仕事がしたかったので、農作業などは体力的に大変ですし、研究発表会で緊張してお腹が痛くなることもよくありますが、そこまで苦痛に思うことはありません。

細かいことをいいますと、本当は「食」に関わる仕事がしたくて、前職に就いたのですが、スタート地点は「肥料」の検査官でした。始めはイヤな仕事ばかりでしたが、その中でも上司に恵まれて自分なりの楽しみを見つけて続けられました。転職を経て、その経験が今の仕事で生かされています。自分の思い込みでもいいので、興味を持つことの重要性を実感しました。

FODMAP ーフォドマップーってなに？

消化器官の疾患であるＩＢＤやＩＢＳ患者さんにとって、「食べ物」は大きな関心事だと思います。一方で、健康志向の食品開発が近年注目されていることを考えると、患者さんのみならず、多くの方が興味を持っているともいえるのではないでしょうか。その中でも、**FODMAP（フォドマップ）**のことは知っておいた方がいいので、ここでご紹介します。

例えば、一般論として発酵食品は種類を問わずカラダにいいようなイメージがありませんでしょうか？　しかしながら、全員に良い効果があるわけではなく、一定数の方にとっては、かえって下痢をしやすいなどの悪影響があることがわかっています。

フォドマップとは、そういった成分を４区分にした、いわばカテゴリーのことです。具体的には次のとおり、４種類の糖類を含んだ、４カテゴリーのことをいい、これらの成分を多く含まない食品は「低フォドマップ食」などと呼称されています。

直訳すると、『発酵しやすい4種類の糖類』でして、次のものです。

F (fermentable) 発酵性の

O (oligosaccharides) オリゴ糖

D (disaccharides) 二糖類（ラクトース）

M (monosaccharides) 単糖類（フルクトース）

A (and)

P (polyols) ポリオール

ひとつずつ例をあげて、それらの代表例をお示しします。

なお、**これらの食品がカラダに悪い、食べてはいけないもの、ということではありません**ので、誤解されないようご注意ください。ご自身の体調で判断しながら、自分に合うか合わないかを確かめる作業を経て、例えば**自分に合わないフォドマップは食べる量を減らすなど**、体調をコントロールするための手段の一つとして扱うイメージです。

O (oligosaccharides) オリゴ糖です。大きく次の2つに区分されます。

① **フルクタン・・・**うどん、パスタ、パンなどの小麦製品、もも、ニンニク、カシューナッツ、タマネギなど。

② **ガラクトオリゴ糖・・・**豆乳、納豆などの大豆製品など。

D (disaccharides) 二糖類のことでラクトースともいいます。牛乳、ヨーグルト、アイスクリームなど。

M (monosaccharides) 単糖類のことでフルクトースともいいます。りんご、マンゴー、すいか、はちみつ、アスパラガスなど。

P (polyols) ポリオールとして、ソルビトール、マンニトール、イソマルト、キシリトール、グリセロールがあります。具体的には、カリフラワー、しいたけ、マッシュルーム、キシリトール入りキャンディ・ガムなど。

例えば、私はニンニクが利いたトマトソーススパゲティが好物ですが、フォドマップを考慮すると、体調が気になるときには、ニンニクをなくす、粉チーズを控える、パスタの量を減らすなどの対策を立てられます。こういった考え方で体調をコントロールする手段にできます。

なお、症状が落ち着いているＩＢＤ、ＩＢＳ患者さんにとって有益な考え方ですが、**症状が重い場合などは医療従事者の指導に従ってください。**

Part 3

IBD保護者の体験談

この章では、ＩＢＤ当事者ではなく、保護者の方を対象にインタビューを行いました。若年層が発症しやすい病気であるため、その保護者の方の苦悩や思いというものに焦点をあてました。同じような状況にいる方々に届いてくれたら思います。

保護者の方の体験談は、意外と情報として少ないので、今回、お答えいただいたお話は非常に貴重です。こちらも各々個人の感想ということをご了承ください。

aさんの事例（女性、10代潰瘍性大腸炎患者の保護者）

Q1 発病前のお子さまの様子で気になったことはありますか？

２０２１年3月、当時12歳だった息子が潰瘍性大腸炎と診断されました。

発症一ヶ月前から便がゆるかったようなのですが、小さい頃からお腹が弱いタイプだったということと、食欲もあり、元気だったので病院に行きませんでした。

その後、下血し始めたことを知り、かかりつけの病院を受診。病院の先生からは、下血が長くつづくようなら潰瘍性大腸炎の疑いがあるよと言われましたが、とりあえずその日は点滴をして薬をもらって帰宅しました。

翌日の朝、お腹の酷い痛みで目覚めたようで、さらに、ひどい下痢の症状があったので朝イチで前日受診した病院へ行きました。その日、先生から「大きな病院に移りましょう」と言われ、即入院となりました。

息子がいうには、小学校低学年から便が出る前は、お腹がすごく痛かったみたいです。経験的にそれが当たり前と思っていたようです。

Q2 潰瘍性大腸炎と診断されたとき、どのような心境でしたか？

入院先の病院で当初は、「腸炎だと思われるので2、3日で退院できるかも」といわれホッと安心していましたが、点滴と絶食による治療をしても下血が止まらず、激しい腹痛も治まらなかったため、入院して一週間後、大腸カメラの検査を行いました。

その結果、潰瘍性大腸炎の疑いといわれ、涙が止まりませんでした。

私が早く気付いて病院に連れて行ってやればよかったと、後悔の気持ちと何故わが子が…と思うばかりでした。

次の日、大学病院に転院し、そこでの胃と大腸の内視鏡検査の結果、潰瘍性大腸炎と診断されました。その時の心境は、「もう頑張るしかない」との思いでした。

このとき、前向きな気持ちになれたのは、はじめに入院した病院で、先生から「今はいい薬もたくさんあるから下血もすぐ治まるし元気になるから大丈夫だよ」と言われていたおかげだったかもしれないです。

Q3 お子さまが潰瘍性大腸炎を発症する前、この病気のことは聞いたことがありましたか？

2020年に安倍元首相が辞任する際の報道を見て、潰瘍性大腸炎という病気を知りました。まさか息子がその病気を発症するとは思いもしませんでした。

Q4 潰瘍性大腸炎を抱えた学校生活は過酷だと思いますが、病気のことについて学校側に要望していることはありますか。また学校側のリアクションはどうでしたか？

息子は薬のおかげで頻繁にトイレに行くことはありませんが、退院後、体重減少が見られて体力もなく精神的に不安定になったため、学校に行くことがかなり苦痛で、休みがちでした（中学校1年の1学期）。

学校の先生に、その事を伝えていましたが、理解してもらえたかというと、正直、厳しかったと思います（**体がキツいのは気持ちの問題と思われたかなと…**）。

でも、何回か先生に息子の状況をお話し、少しずつ理解してくれたと感じます。

それと、息子は登校できても食欲がなく、給食が食べられなくなったので、先生にお願いして私が作る弁当に切り替えました（中学校1年の2学期のみ）。

中学校に通えない時期があり、学校の授業についていくのが大変だったので、家庭教師を雇う対策をとりました。

Q5 お子さまの病と向き合ううえで、普段、保護者の皆さまが気をつけていらっしゃることを教えてください。

普段、気をつけていることは**食事、睡眠、ストレスをためさせないこと**です。

揚げ物や炭酸飲料が好きなので、本当は控えないといけないのですが、ガマンさせすぎずに体の調子をみながら調整しています。

睡眠については、次の日がキツくなるので、できるだけ早く寝るように心がけています。発症から1年以上経過し、息子も自分の体の調子が経験的にわかってきているので、体調をみながら行動しています。

Q6　ＩＢＤを発症して間もないお子さんをもつ保護者の皆さんにお伝えしたいことはありますか？

難病と診断されることは、とてもつらいとは思います。それでも、薬が効いてくれたら症状は落ち着つくと思います。私と息子は、つらいときは家族、友達、患者会の方々に相談したりして周りの方々に救われました。潰瘍性大腸炎と診断されてからの1年はとてもきつかったですが、なるべく笑顔で過ごしました。息子もだんだんと元気を取り戻し、笑顔が増えてきています。病気とも向き合って過ごしています。

病気と戦っている子どもが安心して過ごせるよう、保護者の皆さんも笑顔で過ごせるように前向きになってほしいと思います。

【著者のコメント】

潰瘍性大腸炎と診断されてから生活が一変されたと思います。それでもご家族で病気と向き合い、学校側に根気強く病気のことを説明され、お子さんが学校に通えるよう努力し続けてこられたお話を聞かせていただき、胸を打たれました。患者会の保護者さんや友人の方などに相談されて心が軽くなったそうです。不安な気持ちは患者さんだけではなく、保護者の方も同じだと痛感しました。

bさんの事例（女性、10代クローン病患者の保護者）

Q1　発病前のお子さまの様子で気になったことはありますか？

２０１９年、息子が14歳頃から下痢が多いように感じました。その後、病院を受診して15歳で潰瘍性大腸炎と診断されました。その後治療を始めましたが、下痢や下血はひどくなるばかりでした。検査を重ねて、その年のうちにクローン病と診断を受けました。下痢、下血、腹痛に加えて、トイレに行く回数や時間が長くなっていたと感じていました。

Q2　潰瘍性大腸炎と診断されたとき、どのような心境でしたか？

『難病』なのかと。それでこれからどうなるのか心配に思いました。

Q3　お子さまが潰瘍性大腸炎を発症する前、この病気のことは聞いたことがありましたか？

潰瘍性大腸炎とクローン病という病名は、聞いたことはありましたが、それ以上のことは全く知りませんでした。

Q4　潰瘍性大腸炎を抱えた学校生活は過酷だと思いますが、病気のことについて学校側に要望していることはありますか。また学校側のリアクションはどうでしたか？

そもそも学校には、「難病患者への対策」といった概念がないように感じています。学校に求めたいことは、はじめのうちは勉強のサポート等などを考えていたのですが、先生方はお忙しいようです。現実的に考えると、学校側に配慮を求めるなど、そういう気持ちにはなれません。

Q5　お子さまの病と向き合ううえで、普段、保護者の皆さまが気をつけていらっしゃることを教えてください。

毎日、下痢や下血の状態やトイレの回数を気にしています。それから、息子の顔色、体調の変化を感じるようにしています。それから食事全般です。そのほか、生活の部分で細々としたことはたくさん気をつけてみております。

Q6　IBDを発症して間もないお子さんをもつ保護者の皆さんにお伝えしたいことはありますか？

発症から薬で寛解することもなく、3年間手探り状態で、闘病まっただ中ですので、発症間もない方に対してコメントできる状態にはありません。私たちは、クローン病について、まだわからないこと、不安なことが多いので、情報収集に奔走しています。

【著者のコメント】

難治性で寛解を経験したことがない患者さんの事例です。学校側に病気のことをご説明されてはいるのですが、求めている結果が得られず、非常に残念で悔しいお話でした。しかしながら、このような事例が事実として存在することは多くの方が知るべきことだと思います。我々患者会としても、何ができるのかとても考えさせられます。教育機関へオンライン授業の導入や、病気の理解を広げる活動などに繋げていきたいと考えています。

Cさんご夫婦の事例（10代クローン病患者の保護者）

Q1　お子さんがクローン病と診断されたとき、どのような心境でしたでしょうか。また、診断前にクローン病はご存知でしたでしょうか？

はじめ病院受診した時に、潰瘍性大腸炎の可能性が高いと言われて、もしもそうであれば、更に検査をする必要があるから、体への負担を考えると、大きい病院で検査する方がいいだろうということで、紹介された病院でいろいろと検査しました。親子とも潰瘍性大腸炎の診断がつくだろうと思っていたところ、クローン病の診断がつきました。

予想外であったので、医師からの説明に、初めて聞くことも多く、戸惑いと、どう受け止めていくのか、これからどう生きていくのか、何故この病気になったのか、この子はどう思っているのか等が頭の中をぐるぐる駆け巡りました。でも不安にさせまいと子どもの前では普通に振る舞い、これからのことをじっくり話し合いました。

クローン病については、病名のみ聞いたことがあるだけで、詳しいことは知りませんでした。

Q2 お子さんとのコミュニケーションで日頃、気をつけていることはありますか？

これは、母親側の考え方なのですが…。基本全力というか、裏表なくというか、素直に話すようにしています。子どもは理解してくれると思っているので。あと、会話せずに黙っていると気が済まないので（笑）。

食事についても、治療についてもまずは、キツいこと、つらいことを話してから、その解決方法を提案します。必ず解決策を探ります！　もしもその時、無理でも周りの人に頼ります。

体調不良が続いて、本人が食べたいものは制限がかかっているものばかりです。つらい、食べたい、クローン病を発症前は食べられていたのに、「なぜ？」が常につきまといます。そこで、同じメニューを同居する家族3世代で同じように食べています。正直、食べたくないものが並んでいても、私は「美味しいね～」と食べます。ひたすら美味しい美味しいといいます。その先に、食べたいものを目標にかかげて、今は低脂質低残渣で頑張ろうと励まし合っています。

どうしても下の子（妹）が、このメニューに付き合いきれない場合は、本人（兄）が嫌いな食材かつ、妹が好きな食材やメニューを食べさせています。こうすれば、同じ食卓に、違うメニューがのっても、お互い関心を持たないので何も起こりません。

あとは、食べ物以外の楽しみの目標をかかげています。我が家は、家族旅行です。つらいときは、旅行の計画を立てます。本人に行きたい場所を聞いて計画していくと、自然と話が変わって気持ちが前向きになります。

Q3　学校側に病気のことをお伝えした後、学校生活でどういった配慮がありましたか？

この質問では、うちの場合は結果こうなったたって感じです。

初めはこんなことをお願いしていいものなのか、ということで病気のことは伝えていませんでした。

正直、毎朝の欠席や遅刻の連絡を担任の先生に入れることがものすごく苦痛でした。「あー、今日も具合悪いんですね」って感じが、何となく伝わってくるのです。担任、副担任、それ以外の先生。たまにする欠席の連絡が、ほぼ毎日になってくると、やっぱり朝の忙しい時間帯に、朝の会議の時に先生を呼び出すので、申し訳ないのと、「またか」と思われているだろうな、の気持ちで電話するので、余計に先生方の話し方、口調に敏感になり、私（母親）は朝の連絡から離脱しました。それからは主人がほぼ毎日電話で欠席の連絡をしました。

ここで、いろんな相談を周りにしていきます。私が黙っていられない性分なもので（笑）。

まずは、**先生方に面談をお願いしました**。夫婦で子どもの日々の状況、ステロイドの副作用でほぼ寝たきりの状況をこと細かく伝えました。そこで、はじめて想像以上の話を実感されたみたいで、私達も思いを伝えることができ、理解してもらえました。また、学年主任の先生も同席していただき、まずは子どもの状況を聞いていただいたことも、大きな意味がありました。

それから、学年の先生に、たまたまステロイド薬を経験した先生がいらっしゃって、このステロイドの副作用のツラさ、キツさを担任の先生に訴えてくれたこと。「ステロイドを経験した人にしかわからないですよ」と、うちの子の気持ちをよくわかっていただいたことも大きかったです。

この頃から、以前と比べると格段に寄り添っていただきました。トイレや席の配置、保健室の利用、別室受験などなど、先生方に子どもにとってはよりよい形で動いていただきました。

また、進級問題にも常に最善策を提案していただき、本当に感謝しかない寄り添いをしていただくことになりました。

また、年度が変わった後も、担任の枠を超えて支援してくださるとのことで、先日も面談していただきました。今の担任の先生は、学年を外れることになりましたので。

また次年度の担任の先生にも、全て引き継ぎしてくださることになり、「何も心配いりませんので、みんなで頑張っていきましょう！」と温かい支援を約束していただきました。

Q4　先日、当会の個別相談会にご夫婦で参加いただきました。同病者や同じ保護者さんとの交流をとおして、印象的だったことはありますか？

初めて参加させていただきましたので、緊張しましたが、皆さん温かく迎えいれてくださり、始めにプライバシーの守秘義務の話があったのでとても安心しました。

体験談を聞くことは、知らなかったこと、聞いてみたかったこと、たくさんの情報を得ることができました。経験した方でないとわからないことがたくさんあるので、私たちは、食事のことはもちろん、発熱するタイミングや時期、エレンタール®の重要性、体調の悪くなるリズムなどなど、なかなか病院で聞かない多数のことを教えていただきました。体験談こそが、私達にとってありがたいお話です。

病気が判明してまだ間もないので、長年ＩＢＤを患っている方のお話は本当に貴重です。いろんな視点から、この病気に向き合っていかなければと、割と不安な面よりも、頑張っていこう！　って気持ちが大きくなりました。

また同じ状況に立つ保護者さんに初めてお会いしましたが、初めて会ったとは思えませんでした！　同じような病の子を持つ親同士、同じ悩みや、あるある話がとても共感できました。

また、それが縁で、別の機会でもいろいろとお喋りすることができました。同じ境遇にいるからか、分かり合えることも多く、いろいろとお話できました。

今回は夫婦で参加しましたが、機会があったら、本人にも参加してもらおうと思います。

【著者のコメント】

お子さんがクローン病を発症してから、なかなか体調が安定せず、とても不安なお気持ちをお持ちだったと思います。今回お話を伺って、ご家族がとても前向きに病気と向き合っていて、お子さんとのコミュニケーションを上手に取られている印象でした。

お子さんの体調が不安定な中でインタビューを受けていただきました。ご家族や学校側の協力がありますので、あとはどれか新薬が上手くカラダに合うことを願うばかりです。

dさんの事例（女性、10代潰瘍性大腸炎患者の保護者）

Q1　潰瘍性大腸炎と診断されるまで、どのような経過をたどりましたか？

最初は、学校で度々腹痛を訴えるようになりました。その時は、しばらくすると体調が良くなっていたので、「便秘かな」と思うくらいでした。しばらくしてお腹の痛みが頻繁になり、学校の帰りに排便を我慢できないことが2～3度続き、おかしく思ったので、排便のチェックをしたところ、下血に気づきました。

すぐに、かかりつけの小児科へ行きましたが、診断は便秘による切れ痔。ひとまず安心しました。

でもなかなか治らず、1ヶ月後に再診しましたが結果は同じで。他の専門医を受診した方が良いか尋ねましたが、「他でも結果は同じだろう」と言われました。先生の言葉を信じてまた様子を見ることに。

便秘をしないように食事や排便などに気遣ったりしましたが、体調は良かったり悪かったりで心配になりましたが、本人の元気はあったたし、二度小児科で診てもらったので、心配しながらも何もできずにいました。

二度目の受診から2ヶ月程経って徐々に食事を摂る量が減っていき、本人の元気がなく顔色が悪くなりました。さすがにおかしいと、もう一度とりあえず同じ小児科へ行きました。そこで何もしてもらえなかったら別の病院に行こうと思いながら…。

それでやっと血液検査となり、ひどい貧血だとわかったので、すぐに大きい病院へ行くことになりました。

そして即入院。「大変な病気なのかもしれない」と、とても不安でした。いろんな検査をしてやっと潰瘍性大腸炎と診断されました。

どうしてもっと疑って他の病院なり、もっと先生に訴えるなりしなかったのか自分を責めました。なぜ小児科の先生はもっと調べてくれなかったんだろうとも思いました。

風邪もひかず、ご飯も好き嫌いなく何でも食べる元気で活発な子だったし、大きな病気になるなんて思いもしなかった。

診断されるまでの半年程、娘はとても苦しかっただろうと思いました。

Q2 その入院中、どのような治療をうけましたか？

初めての入院では、まだ病名がわかっていなかったので、３日間毎日検査でした。絶食だったので食事を摂れないのは子どもにとってはつらかったようでした。それと、大腸の検査は特につらかったようです。

病名がわかってから、お薬がすぐにスタートしました。ペンタサ®の飲み薬と注腸です。本人は注腸をとても嫌がっていました。薬も今では慣れたものですが、その当時は薬を飲むのも嫌で。子どもは薬嫌いですもんね。

特別な副作用があるようなお薬ではないので、治療自体は苦しいものではなかったのですが、病気のことを受け入れないといけないことと初めての入院で最初は毎日泣いていました。だんだんと慣れていきましたが、毎日のように家に帰りたいと言っていました。

入院期間は17日間でした。貧血が酷かったので入院が長くなりました。コロナ禍だったこともあり、私も付き添いで入院しました。父親は仕事が朝早く帰りも遅いことが多く、当時小学校６年生だったお姉ちゃんのことも心配でした。

病院の先生方も優しく良くしていただきましたが、専門外の病気で先生方も経験がなく不安でした。治療しながら、病気のことを知ることから始めて、この時は親子とも精神的につらかったです。

娘が病気ということは悲しいことでしたが、すぐに薬が効いて痛みがなくなっていったので楽になったと思います。

Q3 退院されてから、学校側にどういった配慮を求めましたか?

トイレの配慮、脂質制限があること、学校は長く休んでいましたし、貧血がひどかったので、体力的なところの気配りをお願いしました。体調の変化など何かあったら連絡をいただくようにお願いしました。

あとは給食ですが、栄養士さんとの相談で1日の脂質を朝晩で調整して給食は普通に食べてよいことになったので、クラスメートと同じメニューを食べることはできましたが、しばらくは脂質が多いものなどは配膳の際、調節させてもらえるようにお願いしました（自己申告で）。当時は献立表を毎日確認するのが日課でした。

脂質量の調整が必要だったので、給食の脂質量がわかる詳しい献立表をいただくようにしましたが、診断書が必要でした。

給食の牛乳を栄養指導的には飲んだ方が良いし、飲んでも大丈夫といわれましたが、私個人の判断でストップしてもらいました。

あと、クラスで病名は言わないでほしいとお願いしました。これは本人の希望でもあります。

Q4 保護者さんの目線で今後、気を付けたいことや注意したいことを教えてください。

このままずっと再燃しないように食事とメンタル面は気をつけていきたいと思っています。食事は和食を中心として、季節のもの、国産のもの、発酵食品、自然なものなどを積極的に摂るようにしていきたいと思っています。体に良い食事を心がけることは大事ですが、親子ともに無理のないよう、一番は食事を楽しむことを大切にしたいと思っています。

それからストレスも悪いと聞いています。そこはゼロにするのは難しいですが、私が笑顔でいること、子どもの声を聞くこと、小さな変化に気づいてあげられるように見守りたいと思っています。心のバランスを整えるためには、運動や生活習慣も大切です。子どもが楽しくできるようにやっていければと思います。

いずれ娘が自分で病気と向き合っていくことになります。その時に病気のことを悲観的に考えず、普通に人生を楽しんでいって欲しい。そのための心が育っていくこと、そして良き習慣が身に付くようサポートしていきたいと思います。

【著者のコメント】

小学生のお子さんが潰瘍性大腸炎を発症された事例です。これまで健康に生きてこられたのに突然の「難病」と宣告されるのはあまりに過酷。しかし、当会には小児の保護者さんからご相談を受けることが増えてきています。決して他人事ではないと思います。今回お話を伺って、潰瘍性大腸炎と診断されるまでの数カ月はご本人、ご家族も大変不安なお気持ちだったと感じます。体調が落ち着いて、学校に通学できるようになった折、学校側へ配慮を求め、ご家庭での食事や雰囲気を気にかけたりと保護者さんとしてのアクションを詳しくお聞きできました。小学生の当事者ということで、ご本人の意思を尊重し、クラスメートに病気のことを伏せる配慮も非常に重要だと感じました。生徒のIBD患者さんが学校生活を送るには、周囲の協力が不可欠であることを再認識しました。

コラム

「合理的配慮」ってなに?

障害のある方には合理的配慮が必要だといわれます。難しそうな言葉ですが、どのような意味があるのでしょうか?

簡単にいうと、病気などの障害によって生じる困りごとの解消や軽減に向けて、社会全体で必要な対応をしていこうという考え方です。

2016年に施行された「障害者差別解消法」では障害のある人に合理的配慮を行うことなどを通じて、「共生社会」を実現することを目指しています。ここでいう障害のある人とは、障害者手帳を持っている人だけではなく、身体障害のある人、知的障害のある人、精神障害のある人(発達障害や高次脳機能障害のある人も含む)、その他の心や体のはたらきに障害(難病に起因する障害も含む)がある人で、障害や社会の中にあるバリアによって、日常生活や社会生活に相当な制限を受けている人すべてを対象としています。

また、私が住んでいる長崎県では、「障害のある人もない人も共に生きる平和な長崎県づくり条例」が2014年に施行されました。リーフレットを見てみますと、合理的配慮の例の一つに次の記載があります。

●難病を原因とする障害のある人に対して

「障害のある人」の中には、難病を原因とする障害を持つ人も含まれます。難病に罹患した人は障害があることが見た目にはわかりづらいですが、体調の変動が激しく、座ったり、横になったりすることが多い、ストレスや疲労により症状が悪化しやすい、定期的な通院が必要であるといった疾患管理上の条件などから、様々な生活のしづらさを抱えています。これらの人から求めがあった場合にも、その人の障害の特性に応じて対応してほしい内容を確認のうえ、配慮が必要になります。

私は、学校生活で困っている患者さんに対する合理的配慮を特に求めたいです。多感な時期の当事者から、周囲に合理的配慮を求めることが難しいからです。

合理的配慮を求める当事者とその周囲の方々、この双方の歩みよりによって、「障害者差別解消法」が目指す共生社会が実現するのではないでしょうか。そのことを多くの方に考えてもらいたいです。

Part 4

ＩＢＤ患者の入院、通院生活

入院の期間と治療

多くのＩＢＤ患者さんが入院生活を経験されると思います。治療法や病状は個人差が大きいので、一概にはいえませんが、私が過去に入院した際の担当看護師さんいわく、**「ＩＢＤ患者の入院期間は長くなることが多い」**そうです。そこで、ここでは私個人の事例をご紹介したいと思います。

まず、これまでの入院で**最長期間は3か月**です。２０１７年4月18日から7月18日でした。退院後、１か月の自宅療養を経て復職したのですが、上司との面談でこんなことをいわれました。

「なぜ、こんなにも入院が長引いたのか」

この病気を知らない立場からすると、そのように不思議に思われてもしょうがないことでしょう。

では、なぜ3か月という入院期間になったのか、当時のことを振り返って掘り下げたいと思います。あくまで私個人の事例ということで一緒にお考えください。

２０１７年４月、地元の長崎県に転職し、環境の変化がきっかけで体調を崩しました。不眠になり一日中ひどい倦怠感がつづいたのですが、当初はただの風邪だと思っていました。その後、下血が止まらなくなってしまいました。

転職前は福岡県で仕事をしていたので、福岡のかかりつけまで電車で移動し、大腸カメラ検査をしたところ、盲腸から上行結腸にかけて炎症が強く、潰瘍性大腸炎の再燃を確認（図４）。

体調を崩してから、ほんの２週間の出来事です。それまで６年間、寛解していたのに本当に突然でした。私は、「今までどおり数か月、体調不良をガマンすれば治る」と考えていました。しかし、それでは結果的に職場に迷惑をかけてしまうかもしれないと考え、一度入院して病状を落ち着かせる決断をしました。

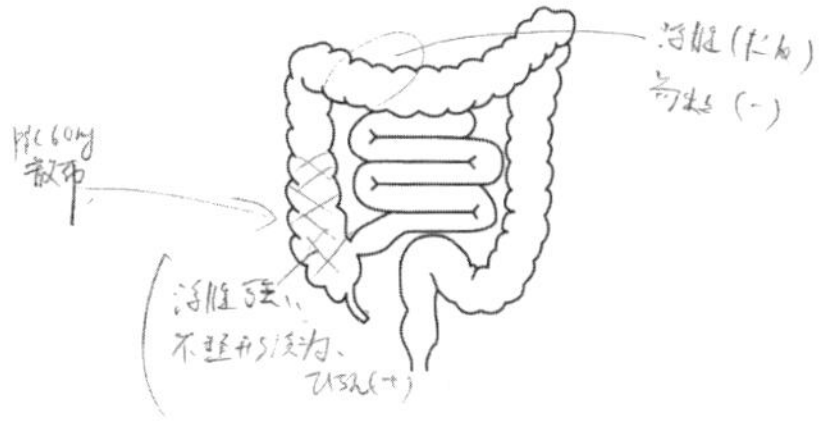

図4　入院前の大腸カメラ結果（2017年4月15日）

転職後、配属されたのが私の地元だったので、昔から知っている病院に入院することができました。すぐにCT検査をして大腸の状態を確認（図5）。

所見	大腸にびまん性の浮腫性壁肥厚あり。盲腸～上行結腸で強く、この周囲脂肪の軽度の濃度上昇を伴う。炎症性変化の所見で、UCで矛盾しない。拡張なく、toxic megacolonの所見なし。胃、小腸に拡張、壁肥厚なし。盲腸～上行結腸の内側に多数の軽度のリンパ節腫大あり、反応性変化を考える。 肝脾腫なし。肝、胆、膵、腎、脾に著変なし。胆管・尿路拡張なし。 リンパ節腫大、他、腫瘤、腹水なし。・
診断	Diffuse inflammatory change of large bowel - UC Mild regional LNs swellling - reactive change

図５　入院後のCT検査による所見（2017年4月18日）

入院後の数日は、ベッドから起き上がれずに、寝るしかありませんでした。カラダが相当疲れていたのだと思います。ですが、大部屋だったので、それ以降は同室者のいびきや物音で不眠状態におちいります。

治療はといいますと、新薬のリアルダ®が処方されました。試したことがない薬だったこともあり、これですぐ寛解するだろうと思っていましたが、一向に良くなりません。むしろ**体調は悪化していきました**。絶食状態でしたので、日に日に体重は落ちていき、下血と高熱、頭痛が止まらず、苦痛な毎日を過ごしました。

その後、5-ASA（薬の成分）不耐症の疑いがあり、治療を変更。5-ASA系の薬は15歳の発症後ずっと使用してきたものでしたし、治療の選択肢が減ってしまいショックでした。

それで、新薬の生物学的製剤（シンポニー®）も試しましたが、こちらも期待したほどの効果はありませんでした。多くの患者さんの治療で使われているステロイドは、過去に効果がなかったことから使えずじまいでした。このように、当時の私の病状としては治療の選択肢が一つずつなくなり、精神的にもつらい状況でした。

こうなると内科的治療の手段は限られてくるのですが（**2017年当時の話で、現在は治療の選択肢が増えています**）、免疫抑制剤による治療を開始しました。

潰瘍性大腸炎は免疫の異常によるものとされています。本来外部の敵を攻撃する免疫機能がなぜか自分の大腸を攻撃してしまうので、免疫抑制剤を服用します。

私が処方されたのはプログラフ®という薬です。

この薬は、血中トラフ値という血液検査の指標をコントロールするために、患者の体重に合わせて服用量を決めていきます。そのため、血液検査結果を見ながら服用量を決める必要があるのです。

私が困ったのは、飲み始めた直後の副作用です。倦怠感や頭痛などに加えて、夕方になると激しい寒気に襲われてカラダが痙攣するのです。自分でコントロールすることもできず、布団にくるまって、はやくその症状が終われと、必死に耐えながら気絶するように数時間の睡眠をとっていました。腹痛や下血は相変わらずで、深夜に駆け込んだトイレで、痙攣が止まらず、起き上がれなくなり、看護師さん数人に助けてもらう日もありました。

プログラフ®の効果もよくわからず、副作用に怯える日々を過ごしていたところ、主治医から転院の話をされます。**「手術の可能性がある」**というのです。

手術とは、外科的治療で**大腸を全摘出すること**を指します。入院中の地元の病院では外科手術ができないので、大学病院に行った方がいいとのことです。この話をされたときは絶望でした。すぐ退院するつもりが、すでに入院して1カ月。果たしていつ退院できるのか、不安は尽きません。

転院前は嘔吐がつづき、目の焦点が合わせられず、スマホの画面を見ることもできなくなっていました。

その後、転院した大学病院では、プログラフ®の治療を継続。幸いなことに、この頃には副作用が段々とおさまっていたのですが、下血が治まりませんでした。

新たにG-CAP（顆粒球除去療法）による治療を始めました。これは、透析のように、血を引き抜いて、特殊なフィルターをとおし白血球中の顆粒球を除去後、その血をからだに戻すという治療です。

1回で1時間ぐらい時間がかかります。一度行えばいいというものではなく、定期的に7回ぐらい行い治療をしていきます。この治療の効果を期待していたのですが、私の場合は、2、3回目で吐き気などの症状が見られ、途中断念しました。

残す手段がなくなってきたので、いよいよ大腸全摘の話が現実になってきたのですが、プログラフ®の効果に賭けることにしました。というのも、血中トラフのコントロールがつかめてきて、下血の回数も減っているように感じたからです。主治医とも話をして、できるだけ大腸を残す方向で治療を根気強く続けることにました。その思いが通じたのか、少しずつではありますが、体調は上向きに。

絶食治療のため毎日点滴で生活していましたので、点滴が外れて食事ができるといわれたときの感動は忘れられません。

「ようやくこれで退院の目途がたつ」と思っていたのですが、なんと**食事が始まるや否や再び下血が止まらなくなった**のです。それで再び絶食生活がスタート。一喜一憂します。

転院してから1か月、入院生活を始めてからは2か月が経ちました。果たして退院できる日はくるのだろうか。やはり不安は尽きません。

再びの絶食状態でプログラフ®による治療をつづけ、イムラン®（免疫抑制剤）が追加になりました。この頃は、栄養不足や先が見えない入院生活のストレス、イムラン®の副作用だと思うのですが、脱毛に悩まされました（副作用は個人差が大きいので、必ず脱毛が起こるわけではありません）。

それから数週間後、食事を再開するのですが、また下血がひどくなりそうな気がして怖かったです。本当はご飯を完食したいのですが、ほとんど残していました。

それが功を奏したのか、今度は下血がひどくなることはなく、大丈夫でした。少しずつ食べる量を増やしていきます。これで1か月ぐらいでしょうか、ようやく退院の話がでたのです。

このような経緯で私の入院生活は3か月に亘りました。

長期間に及ぶ入院生活を余儀なくされたのは、潰瘍性大腸炎の**治療法が確立されていないため**です。投薬治療ですぐに寛解する患者さんもいらっしゃると思いますが、探り探りやるしかない患者さんも大勢いらっしゃることを知ってもらいたいです。

入院費用

この3か月の入院で要した費用は次のとおりでした。まず、総医療費についてです。4月**402,410**円、5月**1,141,806**円、6月**2,089,790**円、7月**1,448,560**円で、すべて足すと**約510万円**になります。高額すぎて目玉が飛び出そうです。

しかしながら、「高額療養費制度」の支給を受けることができました。退院後の払戻金を考慮すると、自己負担額は4月**25,000**円、5月**50,000**円、6月**15,920**円、7月**19,446**円で合計は**約11万円**でした。同病者の方とよく話すのですが、わが国の医療制度の恩恵に感謝しかありません。

「高額療養費制度」については、厚生労働省のホームページでこのように記載されています。

『医療費の家計負担が重くならないよう、医療機関や薬局の窓口で支払う医療費が1か月（歴月：1日から末日まで）で上限額を超えた場合、その超えた額を支給する「高額療養費制度」があります。上限額は、年齢や所得に応じて定められており、いくつかの条件を満たすことにより、負担を更に軽減するしくみも設けられています。全ての方が安心して医療を受けられる社会を維持するために、高齢者と若者の間での世代間公平が図られるよう、負担能力に応じたご負担をいただく必要があります。』

医療費の軽減のため、入院したらすぐに申請しましょう。窓口は次のとおり。

国民健康保険・・・お住まいの自治体の役所
社会保険等・・・勤務先の事業所、または全国健康保険協会支部

また、潰瘍性大腸炎やクローン病は指定難病ですので、お住まいの都道府県に申請し、審査を経て「特定医療費（指定難病）受給者証」を受給できます。これにより**月額の自己負担上限額が決定**します。前述の入院時、以前は持っていた受給者証を更新していな

かったので（症状が落ち着いていたため）、再度申請し、改めて受給者証を発行してもらえました。発行された受給者証有効期間が1年間で、医療費は月額の自己負担額は当時で**1万円**となりました（**※自己負担上限額は世帯の所得によって変わります**）ので、高額医療になる生物学的製剤が処方された場合や、万が一手術になったとしても自己負担額は軽減されるので非常に安心できました。

受給者証の申請に必要な書類は次のとおりで、詳細は最寄りの保健所までご確認ください。難病の担当者がいらっしゃいます。

①申請書（県のホームページ上でダウンロード可）
②臨床個人調査票（担当医に作成してもらいます。保険適用外のため有料で、料金は病院によって異なります。）
③住民票
④市県民税所得課税証明書
⑤健康保険証の写し
⑥同意書（必要な方のみ）

申請書を記入して、書類を揃えるだけでも結構な気力を使います。申請時期にもよると思いますが、申請後の審査を経て数カ月で手元に受給者証が届くようです。

大腸カメラの心得

ＩＢＤ患者にとって、大腸カメラの検査は必須なものです。ＳＮＳなどを見ていると、「大腸カメラが苦痛」というコメントをよくみます。私としては、これまで年の数ほど大腸カメラをしてきたので、いまさら苦痛に思うこともありませんが、はじめの頃を思い返すと、やはり相当つらかったです。何が嫌だったのかを思い出して箇条書きにしてみました。

①下剤がマズくて飲めない
②大腸カメラは恥ずかしい
③大腸カメラ中の腹痛、苦しみ
④検査後の腹の張り

①下剤については、大腸カメラの直前に2リットル準備されます。現在、私が処方されるのは、モビプレップ®です（写真1）。

発症当時に処方されていた下剤の銘柄を忘れてしまいましたが、当時の下剤は飲めるようなものじゃありませんでした。**苦い海水のような味がする**のです。1口はグイっといけたとしても、それを1リットル以上飲めるでしょうか。まだ下剤自体に慣れていないこともあり、少しずつ時間をかけて飲むしかなかったので、それが苦痛でしかたがありませんでした。指定の量を飲めずに途中断念したこともあります。

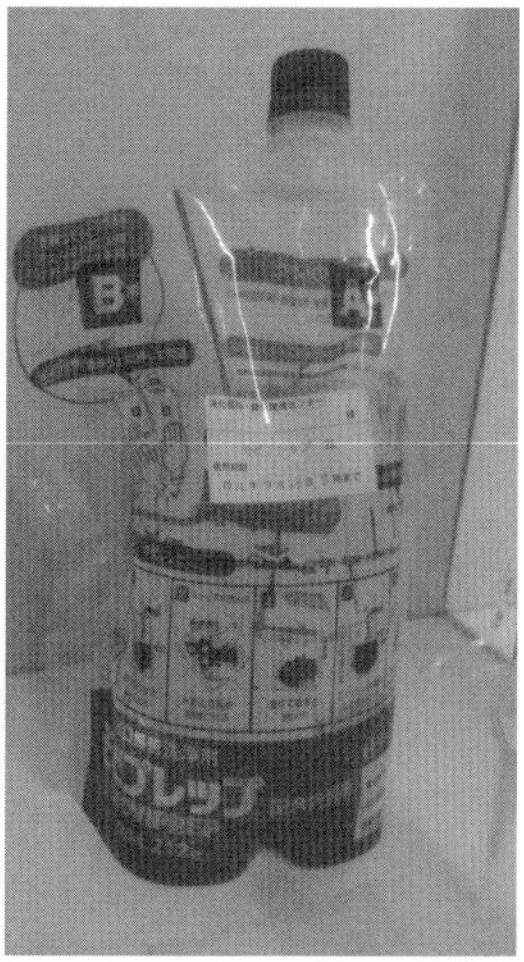

写真1　数リットルの下剤

その当時と比べることができるおかげだと思うのですが、現在処方されるモビプレップ®は味がスッキリしていて飲みやすいです。

また、人によっては下剤を飲んでも便意が鈍くて、飲む量を増やさないといけない方もいるようです。それが苦痛になる感じることもありそうですね。しかも、そうなると検査を開始する時間も遅くなってしまいます。

また、これは病院によると思うのですが、下剤を飲みやすくするために、「飴玉オッケー」の病院もありました。私が過去に通院していた病院では、下剤ルーム（勝手にそう呼んでいます）にビタミンC入りの黄色い飴玉がカゴに盛られていて、感心したことがあります。

現在、通院している病院のルールでは飴玉や清涼飲料水はＮＧなのですが、下剤の味で困っている患者さんがいらっしゃいましたら、「味変」について、一度主治医に相談してはいかがでしょうか。


次に②③大腸カメラ中の話です。

15歳当時を思い返すと、思春期の大腸カメラは**とにかく恥ずかしくて、精神的なストレスが大きかった**です。お尻からカメラを入れられるわけですから。検査結果の説明を親と受けることも嫌でした。

「しょうがない」と自分のなかで受け入れられたらいいですけど、私の場合、大腸カメラ検査は受け入れたくもない現実でした。

それと、初めての大腸カメラはとにかく激痛でたまりませんでした。だいぶトラウマになったので、同じ病院で受けた2回目の大腸カメラの検査中、ブルブル震えてしまい、お医者さんから「そんなに心配しなくてもいいよ」といわれる程でした。

慣れないうちは大腸カメラ中に腸に入れられる空気でお腹が張って苦しかったです。いまなら、苦しいときはお医者さんや近くにいる看護師さんに伝えられますし、検査中にオナラとして空気を出します。ブーブー出して恥ずかしいのですが、激痛をガマンするよりマシです。お医者さんからも「気にしないでガス出していいですよ」といわれ安心したこともあります。

しかし、発症当時の私としたら、どうしていいのかわからない状態。大腸カメラ中の重苦しい空気もキライでした。

そんなトラウマが解消されたのは、初めて転院した病院での出来事です。ここでの病院の大腸カメラは、検査中に**オルゴール調の音楽が流れていました**。はじめのうちは気付かなかったのですが、その音楽に心が落ち着かされていました。以前の病院で味わった無音の重苦しさとは雲泥の差で、病院側の配慮に感動した出来事です。

また、転院先の病院は検査部屋のスペースが広くて、開放感があったことも大きかったと思います。閉所恐怖症というわけでもないと思うのですが、狭い場所で過ごすことは誰でもストレスが溜まると思います。複数の病院を経験すると、それまで見えてこないところがわかるメリットも実感しました。

最後に、④大腸カメラ後の**お腹の張り**です。個人差が大きいと思いますが、このお腹の張りが解消しなくて困る方もいらっしゃいます。私もはじめのうち、「どうやったら張りが治るのか」と困ったことがありますし、過去に大腸カメラをした病院で、大腸カメラ後の体調不良を訴えていた患者さんが同じようなことをおっしゃっていました。

これは私個人の対処法なのですが、お腹の張りは、ベッドや布団に横になって、左右にゴロゴロからだを動かしていたらガスがでやすくて張りが解消されやすいです。**リラックス状態が大事**かなと思っています。

主治医によりますと、炭酸ガスを使用した内視鏡検査では、**炭酸ガスが腸管内で速やかに吸収されるためおなかの張りが少なくなる**そうです。ただし、炭酸ガスが有料のため､すべての患者さんには使用していないとのことですが、こういった技術は患者にとって大変ありがたいですね。

ちょっとずつ経験しないとわからないことだらけですが、同病者の経験を知ってみて、自分なりの対処法を確立するのも近道だと思います。ご参考になれば幸いです。

加えて、私が通院している病院での大腸カメラ検査日のスケジュールについて次のイメージです。なお、検査中の痛みを和らげるための注射（意識が朦朧とします）を打ってもらいますので、当日車の運転は不可で、公共交通機関を使って病院まで移動します。

前日　病院が指定する食事（素うどんなど）を取り、寝る前に下剤を服用
9：00　病院到着
9：30～12：30　個室で下剤1～1・5L服用（便の着色が無くなるまでトイレを繰り返す）
※自宅で下剤を飲むこともできますが、自宅から病院への移動中、腹痛によるトラブル回避のため病院で行っています。
13：00～14：00　大腸カメラ検査
14：00～15：00　ベッドで休憩
15：00～15：30　診察
15：30　帰宅
18：00　夕食（症状が落ち着いていれば常食）

私は年に一度必ず大腸カメラ検査を行っています。大腸がんの早期発見、早期治療ができるメリットがあるからです。幸い寛解期で症状が落ち着いているので、主治医から、そこまで心配する必要はないといわれているのですが、やはり検査しないと心配が残るのが本音です。

蛇足ながら、私が通う病院で下剤を飲む個室は、5畳ほどの広さで最大3人の相部屋です。私と同年代の方と相席になったことはないのですが、毎回人生の先輩方と楽しく喋りながら過ごしています。大腸カメラという戦いに行く前の戦士同士ということで、なぜか赤の他人と仲良くなってしまう空間です（笑）。「若いのに大変だねぇ」と言われるのはＩＢＤ患者さんなら共感してもらえるかもしれませんね。

これから入院する方へ

これまで私が経験した入院で感じたことをもとに、これから入院する同病者の方々にお伝えしたいことを書いてみました。お節介なところもあるかもしれませんが、こういう場合もあるということでご覧ください。

まずは、「**お風呂のルール**」を最初に看護師さんに確認した方がいいです。「え、そこかよ」と聞こえてきそうですが、私の経験談です。当然ながら病院ごとにルールが違うと思うのですが、過去に私が入院した病院のルールをご紹介します。

・18：00以降は入浴できない
・そもそも入浴できない日がある
・シャワーのみでお風呂に浸かれない

ひとまずこんな感じです。予期せぬ入院生活に突入される方もいらっしゃると思います。前日まで何の制限もなくお風呂に入れていたところ、いざ入院となり、自分の都合でお風呂に入ろうとすると、「今日は入浴できません」と病院側から言われるのを想像してみてください。結構ショックなものです。入院の手続き中に病院側から説明があると思いますが、念のため確認することをオススメします。

ＩＢＤの症状でトイレ回数が多いと、おしり周りは清潔にしたいので、できれば毎日お風呂に入りたいですよね。予期せぬストレスを抱えないよう、入院する病院のお風呂ルールは前もって知っておくといいです。ドライヤーも持参しないといけないでしょう。

次に「**電気毛布**」です。これも私の経験談で、入院中、「寒気」に襲われることが多く、真夏でも毛布にくるまっていました。気を利かせてくださった看護師さんの提案により、電気毛布を病院から借りられたことがあります。

しかしながら、当時の私は電気毛布の使い方を理解していませんでした。掛ふとんに重ねるように使っていたのですが、腕が点滴に繋がれていることや、寝返りで電気毛布がずれてしまうので、思うように使いこなせず。

退院後、**電気毛布は敷布団のうえに敷いて、その上に寝るといい**ことを知りました。その経験もあって、今では寒い日は自宅の布団に電気毛布を敷いてポカポカで眠れています。電気代が安いのも嬉しいですね。

次は**相部屋問題**です。個室に入院できれば良いですが、お金の都合で相部屋に入る場合が多いと思います。だいたいは4人部屋でしょうか（過去、6人部屋のときもありましたが）。その**同室の患者さんのいびきなど生活音に悩まされる**ことがよくあるのです。

これは同病者と話していても共感してもらえるので、IBDあるあるだと思います。

イヤホンで音楽を聴いていても聞こえてくる大いびきで眠れず、個人的にかなり困ったこともあります。対処としては、質の良い耳栓をするか、それでも解決しなければ部屋の移動を看護師さんに相談するといいです。IBD患者さんの入院生活は長引くことが多いですし、病院側の都合によると思いますが、良心的な対応を頂いたこともあります。例えば、部屋は同じでも陽が当たらない廊下側のベッドから窓側のベッドに移動させてもらったこともあります。

最後に、**食事**についてです。またまた病院による話なのですが、病院食にお箸が付いてこないので、私物を用意しないといけない場合があります。そこで、私がオススメしたいのは「**箸よりもスプーン**」です。なぜかといいますと、IBD患者の病院食は流動食や低残渣食が基本となることや、点滴で腕が動かしにくいので、お箸だとせっかくの食事が食べづらいのです（説明を端折りましたが、多くの場合、絶食期間を乗り越えて食事にありつけます）。

そういったことから、私はスプーンの有難みを非常に感じていました。サスティナブルが重要視されるご時世で申し訳ありませんが、食事後にスプーンを洗うのが面倒だったので、使い捨てのプラスチック製スプーンを使っていました。

絶食期間中は同病者の食事の音がやたらと気になり、ストレスになるのもＩＢＤ患者あるあるです。大部屋での食事時はあえて部屋から出て、談話室などで過ごした方がいいかもしれません。

絶食期間中は「**においに敏感**」になります。普段は気にならないのですが、他人と喋っていて、相手が食事後だと、どういうものを食べたのかわかるぐらいです。

付き添いの保護者さんなどにお願いなのですが、病院にいらっしゃる前は、できるだけにおいのキツイ食事は控えていただければと思います。こういうことはなかなか伝えられず、意外と患者さんはストレスに感じてしまいがちです。病気をできるだけ早く落ち着かせることが第一ですので、入院中のストレス軽減はみんなで協力していきましょう。どうかご理解いただければ幸いです。

最後に、入院中の患者さんへ。病室までお見舞いに来てくれた方、メールやＬＩＮＥ、電話で心配してくれた方々はアナタが本当に大切にすべき人たちです。退院してもそのことをずっと忘れずにいましょう。

●入院のときに準備したい道具をご紹介します。ご参考まで。
□スマホ充電器　□小銭（洗濯機や乾燥機などで使うことがあります）□印鑑　□質のいい耳栓　□イヤホン　□マスク　□アルコール除菌シート　□箱ティッシュ　□ひげそりや歯磨きグッズ　□丈夫な紙袋やエコバッグ（洗濯ものや買い物で使います）□綿棒　□ボールペン（書かないといけない書類がたくさんあります）□メモ帳や手帳　□紙コップ（下剤を飲むときなど必要です）□シャンプーやボディーソープなどお風呂グッズ　□タオルやバスタオル　□ハンガー　□S字フック（何かと重宝します）□延長コード（コンセントを複数付けられるもの）□持ち込み可能ならいつも使う枕（睡眠の質が上がります）

これから通院をはじめる方へ

はじめに基本的なことを申し上げます。皆さんは、病院の方々に挨拶をしていますでしょうか。

警備員さんに「お疲れ様です」、受付の職員さんに「こんにちは」、採血をしてくれた看護師さんに「ありがとうございました」、主治医のいる診察室に入る前にドアをノックして「失礼します」などなど。ささいなことかもしれないですが、私が心がけていることです。不機嫌な態度は、相手から同じようなことをされるかもしれないので、挨拶をするクセは、いずれ自分が受ける配慮に繋がると感じています。人として至って当然のことなのですが、そのことを今一度考えていただきたいです。


それでは本題に入ります。まず、生徒の患者さんに向けてのメッセージです。皆さんは、学校を休んで通院をしないといけないでしょう。出席日数を減らしてしまい、単位が足りずに進級できないことも考えられます。そのため、始めのうちから**できるだけ通院の曜日は変えた方がいい**です。

例えば、毎回月曜日の午前中に通院時間を設定してしまうと、その時間帯の授業だけ単位が極端になくなってしまいます。通院は仕方がないことですので、通院日の曜日を変更できれば、リスクを分散できますので、後のトラブル回避に繋がります。

ただ、付き添われる保護者さんや病院側の都合もあると思うので、このことについて

は一度、主治医に相談されてみてはいかがでしょうか。

私は学生時代、体育の単位が足りずに留年の危機を経験しました。必死になって再試験を受けて、外周走のタイムを縮めて先生にやる気をアピールしていました。体育の先生に病気のことを詳しく伝えていなかったので、もしかしたらサボり魔だと思われていたかもしれません。もう20年ぐらい前のことなのに、当時のつらい状況はいまだに夢で見ます。そんなトラウマを生まないために早い段階で対処が必要でしょう。

それから、自己判断で通院を止めてしまう患者さんもいらっしゃるようです。病状を悪化させることになりますので、**通院は必ず続けましょう**。

ＩＢＤと同じ免疫疾患である膠原病の医師、前島圭佑先生が「**外来通院学**」という非常に重要な考え方を提唱しています。

医師側が「医学」を担う一方、患者側は「外来通院学」を身に着けることで、**万全の外来診療体制となる**ことを主張されており、そのとおりだと私も思います。

患者は受け手に徹するのではなく、持病について必要な知識を自ら身に着け、主治医とのコミュニケーションを通じて治療を行うこと、この関係性が重要です。特に「難病」

については、治療法が確立されていないものですので、余計に必要な考え方だと言えます。

外来診療をより良いものにするためには、患者さんご自身による心がけが欠かせません。まずは**病気としっかり向き合って通院すること**。それから、お医者さんとよくお話することです。

最近、難病患者の災害対策が問題視されているように、通院を続けていれば、不測の事態にも対応ができます。避難生活を想定して「お守りの薬」を事前に処方されることも大事ではないでしょうか。

話を変えまして、次は待合室の過ごし方についてです。これは患者さん学生さんを問わずお考えください。

まず、みなさんは**病院の待合室でどう過ごされているでしょうか?**

私はこれまで20年以上通院をしてきて感じるのですが、多くの方は**暇つぶし**をしていますね。それが悪いこととは言いませんし、実際のところ私も暇つぶししています。

ですが、待合室で待機する間にやっておいた方がいいことがあるのです。

それは、**スケジュール手帳とおくすり手帳の準備**です。スマートフォンで管理されている方はそのアプリを立ち上げて、準備しておくといいですね。

スケジュール手帳には、体調の変化を簡単でいいので時系列でメモし、主治医に伝えられるようにしておきます。この準備をしていれば、主治医との会話が円滑になりますし、診察の時間が充実します。次回の通院日もあらかじめ想定しておくと、なお良しです。貴重な時間とお金を使っての通院ですので、少しでも損が無いように、自分から行動していきましょう。

私は体調のメモを書いていると、「そういえばこのことを聞いてみたいな」というアイディアが浮かびやすいので、手帳に書き足しています。1回の受診で1個、質問するイメージで自分にノルマを課していた時期もありました。自分で言うのもなんなのですが、質問をしてくる患者さんの方がきちんと治療に向き合っているように感じられて、お医者さんの立場で考えると信頼されやすいと思います。ただ、質問攻めだとお医者さんも困ってしまうと思うので、適度な加減が必要ですね。

また、おくすり手帳は、ＩＢＤの治療以外で処方されている薬の情報がまとめられていますので、情報を正確に主治医に伝えられます。実際は、おくすり手帳を主治医に渡して、パソコン上のカルテに入力してもらうようなイメージです。「あの薬の名前、何だったっけ…？」とならないように前もって習慣づけておくといいと思います。こうやって主治医との良好な関係性を育めるのではないでしょうか。

ちなみに、体調の記録に役立つＩＢＤ患者用のアプリが開発されています。こういったツールを一度使ってみると、情報が整理されて頭もスッキリします。一度、お試しください。

「ＩＢＤノート」
炎症性腸疾患（IBD）
患者さん向けアプリ

「IBDサプリ」
スマートフォンアプリ
クローン病・潰瘍性大腸炎の症状を見える化

次は、通院での領収書についてです。病院を受診した際の領収書や病院から処方されたお薬を薬局で購入する際の領収書は**捨てずに残しておいた方がいい**です。

1年間（1月～12月）の世帯当たりの医療費が**10万円**を超えた場合、確定申告で控除が受けられるためです。5年前のものまで申請できます。ドラッグストアで購入した風邪薬なども一緒に申告できますので、領収書はクリアファイルなどにまとめて整理しておくといいです。確定申告の処理も近年、簡素化されてきていますので、忘れずに処理しましょう。

最後に個人情報の取り扱いについて。通院してみるとわかると思いますが、個人が特定できるように、やたらと自分の名前が書かれた書類を受け取ると思います。病院側が人違いを防止するための結果だと思いますが、こういった個人情報を皆さんはどう処理していますか？

私は家庭用のシュレッダー（1～2万円で購入できます）を使って必ず処理しています。くしゃくしゃにしてゴミ箱に捨てていたこともあったのですが、独身時代に地域のゴミ収集場所に置いたゴミ袋を何者かに漁られたことがありまして、恐怖を覚えたことがありました（ゴミの分別が厳しい地域だったので、チェックされていたようです）。

情報化社会で、こういった個人情報の取り扱いは一定の危機感をもって処理するべきだと考えています。シュレッダーがなくても、黒塗りできるスタンプなども売られていますので、活用されてはいかがでしょうか。

コラム

IBD患者は生命/医療保険に加入できるのか?

学生時代に保険のことを考えることはなかったのですが、結婚、それから子どもが生まれてから、保険の加入を考える機会が増えました。

まず、潰瘍性大腸炎が持病ということで、医療保険に入れなかった経験がありますので、保険に加入しにくいことは事実だと思います。保険会社さんによるかと思いますが、過去に私がA社さんから言われたのは、「(私の場合) 前回の退院から5年経過」がこの社の一つの基準としてあるとのことでした。子どもの学資保険を契約している会社さんだったこともあり、前回退院から無事に5年経過した時点で再び担当者さんに相談し、生命保険に加入することができました。ただ、健常者からすると約2倍の掛け金になっていますので、やはり生命保険は入りにくいのでしょう。

一方で、大樹生命さんは一定の条件でIBD患者が加入できる生命保険を2007年に販売開始していて、メディキュア生命さんは持病がある方向けの医療保険を販売しています。私が知らない商品もまだ多いと思いますので、ご自身がどんな保険が必要なのか明確にしたうえで、情報収集されると良いと思います。

私が潰瘍性大腸炎を発症した20年前に比べると、ＩＢＤ患者でも保険に加入しやすいです。今後登場する商品もあると思いますので、あきらめず希望を持ちましょう。

Part 5

相談できる場所

難病制度の解説

「難病法」が2015年1月に施行され、厚生労働省が指定する難病は、施行当初の57種類から現在338種類に増えています（令和3年11月1日施行）。潰瘍性大腸炎やクローン病はこの指定難病に含まれていて、「重症度分類等」に照らし、病状の程度が一定程度以上の場合に、医療費助成を受けることができます。医療費助成の申請先は、各都道府県、または政令指定都市が窓口で、審査が通れば「特定医療費（指定難病）医療受給者証」が発行されます。1年ごとに更新申請が必要です。

ちなみに、難病法制定以前は国の「特定疾患治療研究事業」によって、特定の難病について患者の医療費の負担軽減が図られていました。ひとつの事業ですので、状況によっては打ち切られるものだと思いますが、難病法に移行し、法定化されたことは難病患者にとって大きなメリットです。ここで難病法のポイントについて次のとおりまとめます。

・指定難病の種類が拡大され、いままで医療助成を受けられなかった難病も対象となる

・「重症度」をポイントにしており、一定の症状がある人が助成の対象（厚生労働省の表現）となる

指定難病の患者であっても、症状が軽いと助成は受けられませんが、症状が軽くても、高額な医療費がかかる治療が継続して必要な人は「軽症者の特例（軽症高額該当）」として助成が受けられますので、お住まいの都道府県、または指定都市の担当窓口（保健所など）に問い合わせてみましょう。

ちなみに、**指定難病に含まれない難病もあります**。これらを含めると難病（希少性疾患）の種類はおよそ**5000~7000**にもおよぶといわれています。私は患者会活動を行うようになってから持病以外の難病のことを知りました。指定難病に含まれない難病があることを知ったのはつい最近のことです。

話を戻しまして、国から難病として指定されるには、次の要件があります。

①発病の機構が明らかでない
②治療方法が確立されていない

③希少な疾病であること
④長期療養を必要とすること
⑤患者数が国内において一定の人数（人口の約0・1％程度）に達しないこと
⑥客観的な診断基準が成立していること

これらをすべて満たさないといけません。

例えば、国内の患者数が少なすぎるなどの理由で、指定難病に含まれない難病もあります。

ＩＢＤと同じ腸の病気でいえば、「**短腸症候群**」が難病指定されていません（ただし、クローン病やヒルシュスプルング病などの短腸症候群の原因疾患は難病指定されます）。この病気は、腸が先天的もしくは後天的に短くなっているために、腸管が充分に機能をしなくなり、結果として、栄養や水分などの吸収不全をきたすようになる特徴があります。指定難病は近年、対象疾病が拡大していますので、一刻も早く医療費助成が受けられるようになることを願います。

現在の難病法を語るうえで、国内の難病に係る歴史のことを知っておくべきかと思います。

さかのぼること約50年前、国内で問題になったスモン（SMON：Subacute Myelo-Optico-Neuropathy）という病気が契機となり、『難病』というワードが使われるようになったといわれています。

スモンへの対応を端緒とした国の難病対策として、1972年に制定された「難病対策要綱」に基づき、難病に係る研究の推進や当事者の支援が行われ、特定疾患医療費助成は6疾患を対象にスタートしました。

同年には全国難病団体連絡協議会が結成され、難病当事者を救うための活動が活発化します。難病という不治の病と闘いながら、当事者やご家族の方々は壮絶な経験を幾度も重ね、今日の難病法があるということです。

わが国の難病の歴史については『難病患者運動「ひとりぼっちの難病者をつくらない」滋賀難病連の歴史』（葛城貞三、生活書院）を是非ご覧ください。

現在の難病法で、国が指定する難病は300を超えていますが、医療費助成を受ける難病を持つ立場から、50年前からつづく難病当事者や患者会と行政の葛藤が礎となっていることを忘れてはいけないと感じます。

相談の窓口の紹介（難病相談支援センター、地域の患者会）

　私は、患者会の設立がきっかけで、難病相談支援センター（以下、センター）の存在を知りました。難病情報センターによると、センターについて、次のように説明されています。

『難病相談支援センターは、難病の患者さんやご家族、関係者の皆様からの相談に応じ、必要な情報の提供及び助言等を行い、難病の患者さんの療養生活の質の維持向上を支援することを目的とする施設で、都道府県及び指定都市に設置されています。

　具体的には次に掲げる事業を実施しています。

（1）電話、面談等により療養生活上、日常生活上の相談や各種公的手続等の相談支援。

（2）難病の患者等の自主的な活動等に対する支援。

（3）医療従事者等を講師とした難病の患者等に対する講演会の開催や、保健・医療・

福祉サービスの実施機関等の職員に対する各種研修会の実施。
（4）難病の患者が適切な就労支援サービスが受けられるよう就労支援等関係機関（ハローワーク、障害者職業センター、就業・生活支援センター等）と連携して就労・相談支援を実施。等』

このように、センターは難病患者に対する支援を目的に活動が行われているのですが、その役割の分、課題が多いようです。

令和元年6月28日に開催された「第63回難病対策委員会・第39回小児慢性特定疾患児への支援の在り方に関する専門委員会」にて「難病相談支援センターの現状と課題」と題して群馬大学医学部附属病院 患者支援センター 群馬県難病相談支援センター 難病相談支援員 川尻洋美氏が次のようにセンターの課題を5つあげています。

難病相談支援センターの標準化のための課題

1．相談支援の質の確保（職員配置）

医療・生活の相談に対応可能で地域の関係支援者との連携スキルを有した保健師を原

則として1名以上配置すること、迅速かつ的確に相談対応し、多様な事業を行うため相談支援援助職を複数配置することを徹底する

2. 相談支援員の質の確保（研修）

既存の研修プログラムを充実、近隣のセンターとの情報共有

3. センターにおけるピア・サポートおよび課題の明確化

ピア・サポーターとの連携、ピア・サポーターへの心身面のフォローアップ

4. ピア・サポートの質の確保（研修）

ピア・サポーター養成研修プログラム・テキストに基づいて定期的な研修会を開催

5. 設置主体と運営主体が共同して事業評価

実施要綱に基づき運営されているか、専門相談とピア・サポートの実施状況、結果の評価方法の検討、相談者の評価などを多角的に検討

（ピア・サポーターについては173ページ「理想のピア・サポーターを目指して」をご参照ください）

そして、難病法の基本指針（2015年9月15日）では、「難病の患者の療養生活の環境整備に関する事項」にセンターの今後の課題が次のように掲げられています。

・センター職員のスキルアップのための研修や情報交換の機会を設けること
・ピア・サポーターに係る基礎的な知識及び能力を有する人材の育成を支援すること

このようにセンターは地域における難病ネットワークの中心を担う位置づけがされているのですが、相談支援員さんの人材育成や待遇改善など今後の課題も多い現状だと思われます。

特に、保健師や社会福祉士など専門知識のある職員配置が課題のようです。難病当事者やご家族が必要としている情報を確実に届けられるような窓口を目指して、各センターは努力されていると思いますので、そのイメージで相談の窓口としてご利用いただければと思います。

相談できる場所として、各都道府県のセンターがあること、またそこから患者会など同病者とつながることができることを、知っておいてください。各都道府県のセンターについてはインターネットで情報が公開されています。是非ご確認ください。

SNSを利用することの注意点

ＳＮＳの普及で、いつでもどこでもオンラインで他者とつながることができる時代です。

普段は出会うことがない同病者と、ＳＮＳで交流することも手軽にできます。私自身、Twitter や Instagram で同病者の方の投稿を拝見して、コメントを残したりと、オンラインでの情報交換は日常になっています。

そのような中、「ＳＮＳで同病者と交流できるから、今日の患者会は不要じゃないの？」という見解が生まれています。

患者会を運営している側の意見としては、オンラインで同病者と交流ができるようになりましたが、地域の**患者会は絶対に必要です**。何度もこの問いについて考えてきましたが、毎回同じ答えにたどり着きます。

オンラインの活用で、これまでできなかったことができるようになっていますので、**むしろ、現代社会に患者会は求められる存在になっている**というのが持論です。

さて、SNSを利用した同病者との交流は、メリットがある一方で、**注意しなければいけないことがいくつかあります**。具体的には次のような点です。

①本当に分かり合うのに時間がかかる
②誤情報が流される
③ネットワークビジネスの勧誘など

順番にご説明します。

①「本当に分かり合うのに時間がかかる」

SNS上における文面でのやり取りは、対面形式と比べると、お互いに交わす情報量（表情や声色など含めて）が圧倒的に少ないので、本当に分かり合えるのに時間がかかると思います。

SNSで同病者と知り合うと、お互いの悩みなど、普段は相手に打ち明けることができないことも、気軽に相談できます。これはSNS利用の大きなメリットです。

ただ、ちょっとしたきっかけで意見の食い違いができてしまい、不仲になるといったケースは珍しくないように感じます。それがきっかけでトラブルに巻き込まれる可能性もありますので、あらかじめの心構えが必要だと思います。せっかく分かり合えたと思ったのに、険悪な関係になることはすごく残念じゃないでしょうか。

対面形式で相談会を行っている立場からいいますと、**初対面の同病者の方とは数時間、話さないと理解しあえない**と実感しています。

これは、病気の裏側に潜んでいる本質的な問題が見えるのに時間がかかるためです。具体例をあげますと、相談者の方の「家庭環境」です。

これまでの個別相談会で、病気自体のお話よりも、同居のご家族と不仲であるためのストレスで苦しんでいることを本当は相談したかったという方がいらっしゃいました。IBDを発症後も病状が良くならない背景には、ご自宅で抱えるストレスがあったのです。

病気自体の相談も大事ですが、**なぜ病気になるような状況になったのか**を注意深く聞かないと、本質的な問題が見えてきません。そこを一緒に考えることで、一歩前進できる可能性があります。そのことがとても大事だと思っています。

また、相談者の方のお話をじっくり聞いたうえで、こちら側のことを聞いてもらえるスタートラインに立つことができるのです。

このように、同病者との交流は対面形式でも注意点が多いので、SNSでの交流も同様に注意深くする必要があります。

次に②「**誤情報が流される**」

SNSを問わず、インターネット上の情報は玉石混淆ですので、情報を安易に鵜呑みにすることは危険です。あてにするのは、公的機関や製薬会社、NPO法人などが出している、**情報の裏付け、根拠が伴うもの**です。難病でいえば、厚生労働省や難病情報センター、各都道府県の難病相談支援センターのホームページに記載されている情報は調べるうえで優先順位が高いものと考えられます。気になった情報は、通院のときに主治医に相談することも大事でしょう。

気をつけなればいけないのは、「**IBDの完治**」**をうたう情報**です。

現代の医学では、大変残念ながら潰瘍性大腸炎やクローン病は、完治できない病気です。

病状と向き合い、お医者さんと協力して治療を継続する必要があります。

それなのに、どういうわけか、インターネット上では「完治する方法」を紹介するブログや動画の掲載が後を絶ちません。**通院や投薬治療を自己判断で止めることをすすめるもの**も見たことがあります。こういった情報は、非常にあぶないです。

たとえ、それで一時的によくなったとしても、再発するのが病気です。本来治療を継続すべきところを、自己判断で中断し、後々、大腸を全摘出するほど病状が悪化することもあり得ます。

過去の入院生活で知り合った、ひなたぼっこ仲間のおじちゃんがこんなことをいっていました。

「怪我は完治するけど、病気は再発するかもしれない」

特にＩＢＤの場合は、発症から10年以上経過すると「がん」のリスクが高まることが知られています。ＩＢＤ自体で死に至ることは、ほぼありませんが、がんで命を落とす危険性はあるのです。不測の事態に備えるためにも、日頃から、主治医と良好な関係を築き、治療を継続することが大事ではないでしょうか。

最後に③「**ネットワークビジネスの勧誘など**」。読んで字のごとくです。

ＳＮＳの利用で、「同病者」というワードで、病気につけ込み、すり寄ってこられる可能性があります。効果の根拠が不透明な**サプリメントの販売勧誘**など注意すべきことです。意外と身近なものですので、決して他人事と思わず、ご注意ください。

私自身、患者会を設立当初、この手の話を持ち掛けられたことがあります。同病者ということで、信頼を寄せようとしていたのですが、とても残念な思いでした。

このテーマを考えると、当会の個別相談会はセンターを通しますし、職員さんが同席してくださるので、安全性が高いです。同病者との交流を目的としたSNS利用を否定するつもりはありませんが、**メリットと注意点をしっかり理解したうえで**、ご利用されることをオススメします。

オフラインとしての価値

患者会の運営を経験して、オフラインとしての価値を実感しています。

まず思うのは、単純に**同病者との出会いは本当に貴重**です。

具体的にご紹介したいので、ここでは二人のＩＢＤ患者さんとの出会いをご紹介します。

一人目は、当会の最年少、潰瘍性大腸炎の中学生男子との出会いです。

Rくんとの出会いは２０２１年でした。難病相談支援センター経由で、お母さんからご相談があり、Rくんと面談をさせていただいたのが出会いのきっかけでした。

当時の彼は、顔が痩せこけていて、青白く、典型的な潰瘍性大腸炎患者の見た目でした。中学校に入学したばかりでしたが、学校に通学することも難しい状況で、とても心配していました。

偶然にも同じ市内在住だったこともあり、それから何度か対面できる機会がありました。

はじめのうちは、お互いの距離感があったのですが、しばらく会って話すうちに、Rくんに対して自然体でいられるようになりました。

何というか、歳が20歳も離れているのですが、潰瘍性大腸炎を**発症した当時の自分を見ているようで他人と思えないのです**。この年齢差で普通では考えられないと思いますが、「**大事な友達**」って感じです。

Rくんはいろんな感情があったと思いますが、病気と向き合い、今では学校に通うことができています。体力も徐々につけて、部活も始めました。こんな成長の過程を、見させていただいていると、患者会をやっていて良かったと本当に思います。

潰瘍性大腸炎を抱えて、これからのライフステージで、苦難があるかもしれないですが、Ｒくんの要望に応じて、患者会としてできることを一緒に考えていきたいです。そんな存在でありたいと思っています。

二人目は、当会ユアジール副会長の黒田くんです。黒田くんとの出会いは２０１９年でした。

長崎県が公表する「長崎県内の患者会一覧表」にあるユアジールを彼が見つけてくれて、入会の連絡をしてくれたのがきっかけです。

当時、黒田くんはクローン病を発症したばかりで、病気の情報収集のために患者会に入会してくれました。同年の総会に早速、参加してくれて、そこで初対面でした。持ち前の明るさと素直、優しい性格がいいところです。現在は副会長の一人として、患者会を支えてくれています。

２０２２年2月、私が実行委員長をつとめた「ＲＤＤ（世界希少・難治性疾患の日）in 長崎」というイベントをＫＴＮテレビ長崎さんに取り上げていただいたことがきっかけで、同社の中村葉月アナウンサーとお話することがありました（写真２）。このイベントでＩＢＤのことを知ったという中村アナは、若年層が抱えることが多い難病ということで衝撃を受けたとおっしゃっていました。さらに、「機会があれば、取材させてもらいたい」とのこと。もしかしたら、リップサービスだったのかもしれませんが、そこは是非ということで、私から取材をお願いしました。

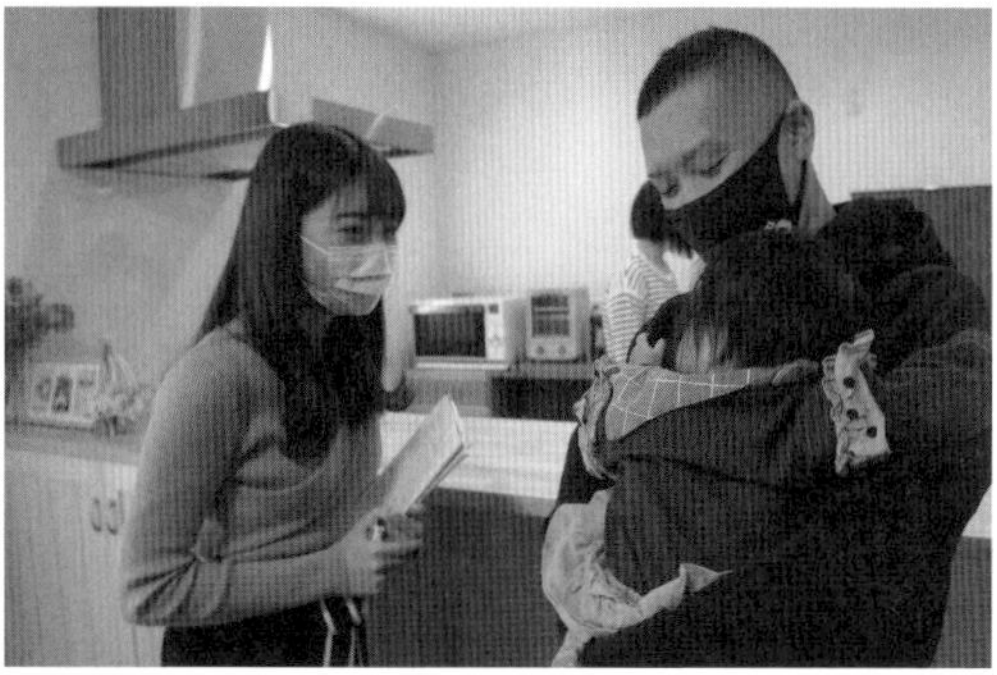

写真２　献身的に取材する中村アナ

この本の冒頭にも書いたのですが、**闘病で大変な思いをしているクローン病患者のことを世間の方に知っていただきたい**思いがあったので、私自身のことよりも、入退院を繰り返していた黒田くんを取材していただけないかお願いしました。無事にご快諾いただき、黒田くんにも事前に取材のことを相談して了承をもらっていましたので、取材の予定は、とんとん拍子に決まりました。

その後、2日に分けて取材していただき、同年4月に『**難病「クローン病」とたたかう27歳男性の活動**』が放送されました（写真3）。その後、KTNさんのYouTubeで動画配信されたのですが、**2023年6月時点で再生回数297万回**と大反響です。瞬く間に、IBD関連動画で**日本一**になってしまいました。コメント欄には、数多くの同病者やご家族などの書き込みがあり、クローン病で苦しんでいる方々が多い現状を知ることができます。

このように、**自分一人ではできなかったことが、オフラインの出会いをとおして実現**し、忘れられない出来事につながりました。本当に貴重な経験をさせていただいています。

この場をお借りして、取材してくださった中村葉月アナウンサーと、黒田くんご家族に心から感謝を申し上げます。ありがとうございました。

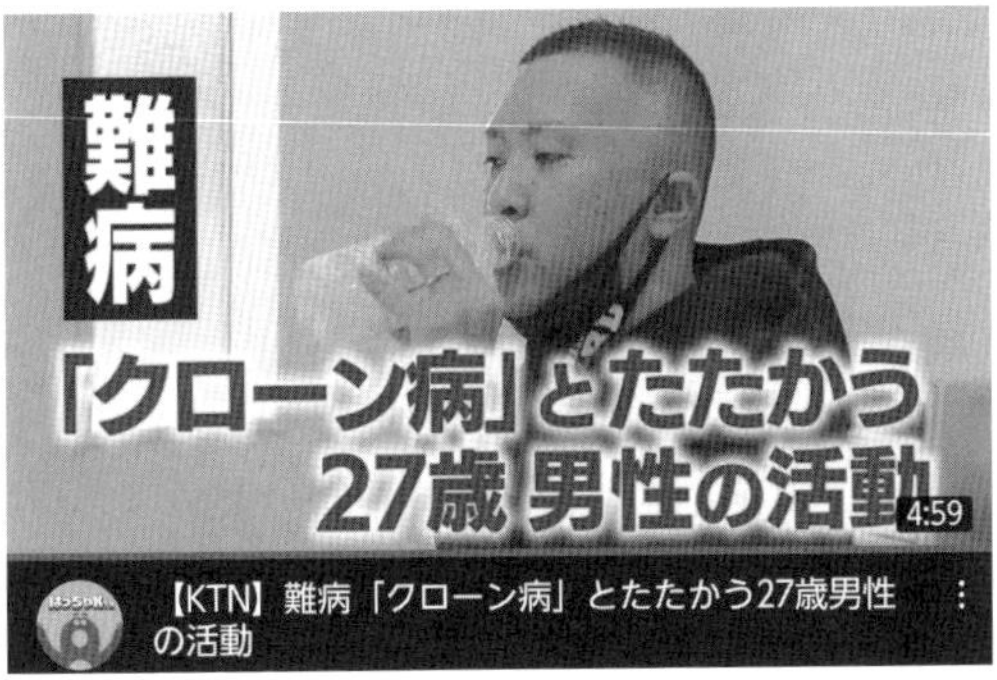

写真3　配信中のYouTube動画

同病者との交流会について思うこと

当会ユアジールは２０１９年に3名でスタートしてから4年半が経過し、２０２３年4月現在の会員数は16名です。他の患者会と比べると小規模ではあるのですが、小規模ならではの利点を感じています。それが**少人数の交流会を行える点**です。

患者会などが開催する同病者の交流会は、大人数で行われるのが一般的です。とはいっても、10名程度の規模が標準的だと思います。この10名ぐらいの参加者における交流会のメリットとデメリットをご説明しましょう。

まず、メリットは多くの方と知り合えるので、**入手できる情報の幅が広い**です。交流会に参加する目的にもよりますが、発病して間もない患者さんやご家族は、同病者のさまざまなパターンを知って、**ご自身の場合に照らし合わせること**で、病気に対する理解度が増すことでしょう。

また、交流会は医療講演会などとセットになっている場合が多いです。

開催側のメリットでもあると思いますが、普段、聴講することができない専門医などの講演を開くにあたって、できるだけ多くの方に参加してもらう必要があります。コロナ禍で、オンライン上での医療講演会が増えていますが、やはり交流会がセットになっています。

デメリットについては、**深い話がなかなかできない**ことです。

10人程度の参加者で考えると、一人あたりの喋る時間が短くなるので、必然的に話の内容が薄くなってしまうのです。個人的な経験でも、聞き手に回ってばかりで、本当に話したかったことを口にできず、もやもやとした気持ちが残ることがよくあります。

こういった状況を想定して、開催側がグループ分けしてくれる場合もあります。例えば、10人の参加者を2つに分けて5名で2班にするなどですね（こういった対策は是非、開催側にお願いしたいところです）。

ついでなので、交流会開催側の方々にお願いしたいのですが、**交流会には「名札」が必須**です。

知りたい情報としては、お名前だけじゃなく「**病気の種類**」と「**当事者かどうか**」。

ＩＢＤの交流会であれば、潰瘍性大腸炎、クローン病、その他の病気なのか、事前にわかっていればスムーズに会話ができます。

それから保護者や支援者（医療従事者など）の方が参加される場合もあるので、**どの立場の方なのか**名札に表示しておくだけで、話に入りやすくなりますし、話の内容も変わります。要するに限られた時間を有効活用できます。

参加者の皆さんが「来てよかった」と思われるためにも、開催側の皆さまにおきましては、その点をどうかご配慮ください。

デメリットについて話を戻します。不特定多数が参加する場ですので、**自分の相性と合うかどうかがわからないという問題**もあります。大抵の方は大人ですので、過度な心配はいらないと思うのですが、私の経験でいうと、**自身の治療法を相手に押し付けるような話をされる方や、ヒステリックになってしまう方も**いらっしゃいました。こちらも主催者側の配慮が求められますが、開催にあたっては、そういった注意事項を開催に当たってアナウンスしてもらえるとトラブル回避につながると思います。

続きまして、当会の個別相談会についてご紹介します。

まず、4～5人程度の規模で行います。相談者の方がクローン病の方だとしたら、その方1名に対して潰瘍性大腸炎の私と、クローン病当事者の会員さん1名、オブザーバーとして参加していただく難病相談支援センターの職員1名、このようなイメージです。

少人数なので、すぐに話が尽きると思われるかもしれませんが、普段は話せないことばかりですので、あっという間に時間が経ちます。初対面の方でも、気付くと2時間ぐらい経っていることもよくあること。言い換えますと、交流会に参加される方は**そのぐらい喋りたい気持ちがあるはず**です。「あのことを聞けばよかった」とか「あのことももっと喋りたかった」などといった気持ちが、少人数制の交流会だと残りにくく、スッキリした気持ちになれるのかもしれません。

理想のピア・サポーターを目指して

私どもの患者会では、ピア・サポーターの資質を重要視しています。

ピア（peer）とは「仲間」や「対等」などを意味していて、ここでは「同病者」を指します。つまり、**同病者による同病者のサポート役**、それがピア・サポーターです。難病だけでなく、がんや糖尿病患者のピア・サポーターなどさまざまあります。

では、ピア・サポーターって誰でもなれるかどうかなのですが・・・答えは半分正解です。同病者であれば、それすなわちピア・サポーターなのですが、求められる技術というのが、実はあります。それは、一言でいうと「**対話力**」です。**特に『傾聴』がポイント**。大事なことは、**相談者の方が相談して良かったと笑顔で帰られること**ではないでしょうか。

ヒトというのは往々にして、教えたがりな性格があるので、病歴が浅い方の相談に対して、ついつい自分が良かった治療法などを、なかば押しつけて話してしまうことがあるのです。聞き手だったのが、いつの間にか話し手に回ってしまったり、相手が答えたくないことまで聞き出そうとしたり。

こうなってしまうと相談者の方も、せっかく相談しに来たのに、モヤモヤした気持ちが残ってしまいます。最悪な場合、相談者とケンカ状態になる可能性も。

では、どうすればいいのでしょうか。

ピア・サポーター研修を積極的に受講することだと、私は思います。

本来、ピア・サポーターに必要とされるコミュニケーションスキルは、初めから備わっているものではありません。簡単そうに見えるのですが、実は気をつければいけないことがたくさんあります。意識して習得しなければなりませんので、定期的に研修を受講する必要があるのです。

研修については、公的機関や製薬会社などが主催しています。

私は、患者会を設立後、年に1回は受講するようにしていて、患者会の役員にも受講を呼びかけているところです。こういった取り組みをすることで、相談者のお話を聞くだけではなく、**一緒に課題を考えて、ともに成長できる関係性を構築できる**と思っています。それが理想的な関係ではないでしょうか。

ちなみに、2023年4月から、株式会社グッテさんが主催する「IBDおしごとカフェ」がスタートし、私は就労ピア・サポーターとして参加させてもらっています。簡単にいうと、就職や転職活動で困っているIBD患者さんとオンライン上で交流するというものです。私以外に5名の就労ピア・サポーターが参加し、みんなでその方の悩みを考える機会を設けています。1時間程度の会ですが、とても貴重な時間だと実感しています。我々の患者会にも繋げられるように、今後も参加させてもらいます。

さて、ここではこれまで私がピア・サポーター研修で学んだ2つのことについて、ご紹介したいと思います。いずれもコミュニケーションをとるうえで、どなたにも大事なことですので、一緒にお考えください。

ポイント1『励ましは、毒にも薬にもなる』

ピア・サポーターとして、相談者のお話を聞かせていただく場合、こちら側の相槌も大事です。話し手が喋りやすいように、リズムよく相槌を打つといいですね。

問題は、**何気ない相槌のひと言が、相談者を傷つけてしまうおそれがあると**いうことです。私自身も相談者の立場として、過去に経験があります。

例えば、次のような言葉です。

「頑張って！」
「もっと大変な思いをしている人もいるからまだマシじゃないの」
「神さまは乗り越えられるものにしか試練を与えないよ」

よくあるような返しですね。でも、相談者の立場でこのような言葉を投げ返されたら、皆さんはどう思いますでしょうか。**私なら、「うるさいな」と思ってしまいそう**です。

ただ、相手側も、励まそうとして出した言葉なはずですので、その気持ちは尊重したいです。しかし、気をつけておいた方がいいです。

これらの言葉は、相手から言われることではありません。**自分自身で思うことなのです**。このことを多くの方が勘違いしています。受け手として経験しないと気づけないのかもしれません。

保護者の方々の立場でも同じことがいえます。お子さんのお話を聞くときに、是非、意識してみてください。励ましの言葉は、相手にとって、**毒にも薬にもなりえます**。

ポイント2　『アサーション』

みなさんのまわりには、「あのひとに相談すると、なぜか物事が前に進む」という方はいらっしゃいませんでしょうか。周囲から信頼されるタイプです。私はこれまで、そのような方と何名か出会ったことがあります。

なぜ信頼されるのか、深く考える機会はなかったのですが、あるとき、ピア・サポーター研修を受講していて、「なるほど！」と思うことがありました。

そのタイプの方々は、「アサーション」というコミュニケーションのテクニックを使われていることに気づいたのです。ではどういったテクニックなのでしょうか。

アサーション（Assertion）とは、「**相手を尊重しつつ、自分の意見を正直に、そして素直に伝えるコミュニケーション方法**」です。ちょっとイメージしづらいと思いますので、事例をお示しします。

あなたは、平日の仕事の定時を迎え、帰宅しようとしているとします。今日は、冷蔵庫のあまりものを使って、晩御飯はカレーライスをつくる予定です。録画している昨晩のバラエティー番組も楽しみにしています。

そこに、同僚のAくんが寄ってきます。Aくんとの関係性は、良くもなければ悪くもない普通の関係です。

「これから、ちょっと飲みにいかない？」

さて、この状況、みなさんならどう返答しますでしょうか。

この状況で「急な誘いだけど…。いくっきゃない！」というひとは、ほとんどいないと思います。断りの言葉を選ばないといけません。

「ごめん、宅配便の受け取りがあるから今日は帰らないといけない。」

咄嗟にうそをつく人もいるかもしれません。でも、どこかで辻褄が合わなくなって困ることもありますし、うそはあまりいい気分はしないものです。では、アサーションを使うとどうなるでしょうか。

「Aくんとは飲みに行きたいけど、今日は冷蔵庫のあまりものを使って晩御飯をつくる予定にしていたからさ。食材が傷むともったいないからね。Aくんとはじっくり話したいから、別の機会にしない？」

こんな感じです。いかがでしょうか。うそはついていないですし、自分の素直な気持ちをありのまま伝えています。

相手側に立つと、飲みの誘いを断られてはいるのですが、「大切にされた」感覚になりますし、関係性はこれまでどおり継続できると思います。また、正直な気持ちを伝えることで、**信頼感が得られる**のです。「食材が傷むともったいない」という客観性も重要なポイントです。「そうだよね」と納得できればAくんもモヤモヤしません。

そしてもう一つ、アサーションで大事なことは、**会話のキャッチボールを『提案』で投げ返す**ことです。

「Aくんとはじっくり話したいから、別の機会にしない？」

提案をすることで、会話が前に進みますし、このことで相手側の信頼感が得られます。テクニックの一つとして、なんとなく試してみて、習慣づけておくと何かとお得だと思います。是非、お試しください。

技術的なことですので、習慣づけないとすぐに忘れてしまうものです。そのため、ピア・サポーター研修などで**定期的に練習する必要がある**と思っています。

いかがでしたでしょうか。求められるピア・サポーターになるには、意外と難しそうだと理解していただけたかと思います。

近年、SNSで同病者同士の交流が容易にできるようになってはいますが、同病者との交流においてピア・サポーターとしての資質云々まで考える方は少ないでしょう。SNSを使用した同病者との交流はリスクが伴うことを知っておくべきだと思います。

「**わかってもらえると思っていたのに、裏切られた**」ということがないように、同病者同士の交流の場では、ここでご紹介したことを意識してもらうと、その結果がきっと変わることでしょう。

おわりに

15歳で潰瘍性大腸炎を発症してから20年。進学、就職、結婚、子の誕生、転職、休職などを経験し、なんとか乗り越えてきました。寛解と再燃を繰り返す病状と向き合いながら、紆余曲折ありながらも、潰瘍性大腸炎と付き合ってこられたと思います。大変な時期もありましたが、いまボランティアで患者会を運営して、同病者の方々との交流の場を作ることができていることも良かったと、毎日のように思っています。

今後、自分にできることは、この本をきっかけに病気に対する理解を広げる活動を地道に続けること。難治性で苦しんでいる患者さんがいらっしゃることを特に知ってもらいたい。それと、発症当時の自分と同じように多感な時期で発病して困っている若年層の患者さんのサポート役に立つこと、そういった場所を必要に応じて提供することです。

また、保護者の方のケアにも同じように重点を置きたいと思っています。保護者の皆さんは、日ごろ、ご家族の前では出せない不安なお気持ちを抱えていらっしゃいます。そういったお気持ちをケアする場所も同じように大事じゃないでしょうか。保護者さん同士の交流会だけでなく、心身をリラックスできるように、例えば、カラーコーディネーターの方を派遣して、美容やファッションのアドバイスをしてもらえるようなイベントや、整体師さんと協力して整体施術の場を作ることも患者会としてできることでは、と思っています。すぐにはできないことですが、将来的にそんなことができたらいいなと考えています。

今後も、ＩＢＤやＩＢＳの患者さんは増えていくと考えられます。

私達の活動が、そしてこの本が患者さんや保護者の方々に少しでもお役に立つことを祈りまして、ここでタイピングを終えたいと思います。

長崎県五島中央病院院長　竹島史直先生にはご多忙のなか、本書について大変貴重なご意見を数多くいただき、無理なお願いにも関わらず、本書の監修をご快諾いただきました。厚く御礼申し上げます。ＮＰＯ法人　ＩＢＤネットワーク　秀島晴美理事長には本書の企画段階から原稿作成までたくさんの励ましと建設的なご意見をいただき、合同フォレスト株式会社　山崎絵里子様には本書の構成について、大変貴重なご意見を頂きました。御礼申し上げます。そして、本企画でインタビューにご協力いただいた皆さん、長崎ＩＢＤ友の会ユアジールの皆さんに心から感謝申し上げます。本当にありがとうございました。

参考文献

・「炎症性腸疾患（ＩＢＤ）診療ガイドライン２０２０」（改訂第2版）、日本消化器病学会 南江堂（２０２０年）
・「クローン病・潰瘍性大腸炎がなかなか良くならない時に読む本－最新治療とセルフケア－」伊藤裕章、三雲社（２０２３年）
・「患者と家族のためのしおり　潰瘍性大腸炎」厚生省特定疾患　難病のケア・システム調査研究班編、日本出版サービス（１９８２年）
・「リウマチ・膠原病患者さんとそのご家族のための外来通院学」前島圭佑、日本医学出版（２０１９年）
・「患者説明にそのまま使える　不安なパパ・ママにイラストでやさしく解説　こどもの潰瘍性大腸炎・クローン病と治療」田尻 仁、メディカ出版（２０１７年）
・「潰瘍性大腸炎患者が本当にききたいこと」ＮＰＯ法人 日本炎症性腸疾患協会、弘文堂（２００８年）

・「難病患者の恋愛・結婚・出産・子育て　若年性パーキンソン病を生きる患者と家族の物語」秋山智、あっぷる出版社（２０１７年）

・『難病患者運動「ひとりぼっちの難病者をつくらない」滋賀難病連の歴史』葛城貞三、生活書院（２０１９年）

・「難病の患者に対する医療等に関する法律」平成二十六年法律第五十号　https://elaws.e-gov.go.jp/document?lawid=426AC0000000050

・「現時点で指定難病の要件を満たすことが明らかでない疾病」平成27年3月9日 厚生科学審議会疾病対策部会指定難病検討委員会（第10回）資料２　厚生労働省ホームページ https://www.mhlw.go.jp/stf/shingi2/0000076749.html

・「第63回厚生科学審議会疾病対策部会難病対策委員会・第39回社会保障審議会児童部会小児慢性特定疾患児への支援の在り方に関する専門委員会（合同開催）」令和元年6月28日 厚生労働省ホームページ　https://www.mhlw.go.jp/stf/newpage_05482.html

・「高額療養費制度を利用される皆さまへ（平成30年8月診療分から）」厚生労働省ホームページ https://www.mhlw.go.jp/content/000333279.pdf

ＩＢＤレシピ　～長崎ＩＢＤ編～

ここでは、当会がＮＰＯ法人 長崎県難病連絡協議会との共催で開催してきた食事指導会（赤い羽根助成金による助成事業）４回分のレシピを掲載します。各回とも、上がり調子の患者さんが対象です。普段は避けがちなメニューを、ＩＢＤ患者さんが安心して食べられるよう管理栄養士の先生方が工夫して作成されたレシピになります。ＱＲコードをスマートフォンで読み取っていただき、内容をご覧ください。

２０２２年11月６日開催　「潰瘍性大腸炎・クローン病の安心おいしいカラダづくりごはん」

公益社団法人　長崎県栄養士会　松尾美穂子先生

テーマ　成長期のＩＢＤ患者さんが対象です。病状は上向きなのに、ご飯（お米）がすすまず、栄養を上手く摂れないために、身長が伸びず、体重も増えないという相談を受けたことがきっかけでテーマを設定しました。成長期のＩＢＤ患者さんのため、カラダに負担をかけにくく栄養が摂取でき、なおかつご飯がすすむようなメニューです。どらやき作りが楽しかったですね！

【メニュー】
豚肉のさっぱり焼き、焼ポテト（付け合わせ）、かぼちゃのポタージュ、
どらやき

2021年12月18日開催　「潰瘍性大腸炎・クローン病の安心おいしいごはん」

公益社団法人　長崎県栄養士会　管理栄養士　松尾美穂子先生

テーマ　病状が上向きな患者さんが対象です。油量が多くて避けがちなドリアを工夫して低脂肪かつ簡単に作るレシピです。また、あえて炭酸飲料を薄めてゼリーを作りました。サイダーを薄めるので、普段は避けがちな炭酸の感覚を味わえます。それと、ご家庭でできる本格的な茶碗蒸しが本当に美味しかったのでオススメです！

【メニュー】
簡単ドリア、茶碗蒸し、レモンしゅわしゅわゼリー

2019年12月7日開催　「潰瘍性大腸炎・クローン病の調理実習会」

地方独立行政法人 長崎市立病院機構　長崎みなとメディカルセンター 馬場かおり先生

テーマ 病状が上向きな患者さんが対象です。料理を作る時間を短くできるよう、できるだけシンプルに、手軽に作れる低脂質レシピをご考案いただきました。おにぎりはＩＢＤ患者さんにとってのバイブルです。

【メニュー】

ツナとおかかの焼きおにぎり、簡単ロールキャベツ

2019年3月9日開催　「潰瘍性大腸炎・クローン病の食事指導講座」

佐世保市総合医療センター　栄養管理室　岩谷恵美先生

テーマ 病状が上向きの患者さんが対象です。油分が多くて普段は避けがちな中華料理を工夫し、低脂質に作るレシピをご考案いただきました。ＩＢＤ患者も安心して美味しいラーメン

や餃子が食べたい！　その要望に応えるものです。

【メニュー】
なんちゃってとんこつラーメン、ヘルシー餃子、豆腐ティラミス

監修：竹島史直（たけしま ふみなお）

1986 年長崎大学医学部卒業。
同年長崎大学医学部第二内科入局。
学位取得後、一般病院にて消化器内科医として勤務 。
1996 年より3年間、長崎大学医学部附属病院光学医療診療部助手として炎症性腸疾患を専門に診療にあたる。
1999-2002 年マサチューセッツ総合病院（米国）消化器科留学。炎症性腸疾患の発症機序、治療に関する基礎的研究を行う。
2004-2009 年全人的医療を学ぶため長崎大学医学部附属病院総合診療科勤務。
2009 年新設された長崎大学病院消化器内科へ准教授として赴任。以後 11 年間炎症性腸疾患を専門に診療にあたる。
2020 年4月から現在まで長崎県五島中央病院院長

五十嵐総一（いがらし そういち）

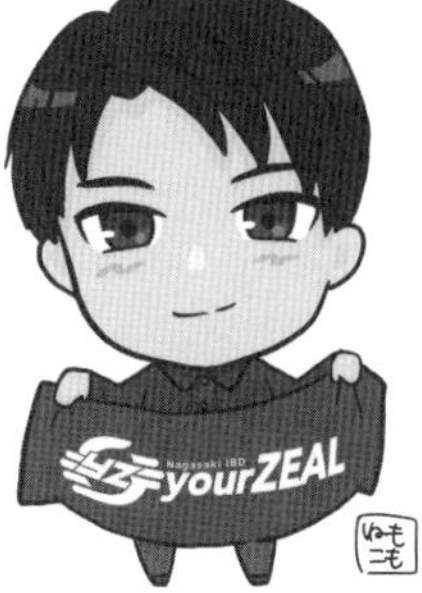

1987年生まれ、長崎県出身。潰瘍性大腸炎の症状は15歳（中学3年）の秋に始まる。佐世保高専卒業後、佐賀大学農学部へ編入学。23歳で国家公務員、29歳で転職し地元長崎へUターン。長崎IBD友の会「ユアジール」会長、NPO法人長崎県難病連絡協議会理事。15歳の自分と発症して間もない当事者を重ね、SOSを発信できるよう手助けすることを目的に、難病の理解を広げるボランティア活動を行っている。
患者会ホームページ：https://nagasaki- IBD -yourzeal.jimdofree.com/
QLife 記事：https:// IBD .qlife.jp/work/story12422.html

イラスト：ももはらあぐり
1990年生まれ。高校卒業後、適応障害と診断され社会復帰のためにイラストを描き始める。2019年にクローン病を発症。同年生まれた娘も別の難病を発症し、母子で闘病しながら本格的にイラスト、コミックエッセイを描き始めインスタグラムで公開中。
メール：momoharaaguri@yahoo.co.jp
Twitter・Instagram：momoneko312

企画　モモンガプレス

いま、IBD《アイビーディー》で不安《ふあん》なあなたに贈《おく》る本《ほん》

患者《かんじゃ》・保護者《ほごしゃ》の体験《たいけん》から知る潰瘍性大腸炎《かいようせいだいちょうえん》・クローン病《びょう》

2023年7月24日　初版第1刷

著　者／五十嵐総一
発行人／松崎義行
発　行／みらいパブリッシング
〒166-0003 東京都杉並区高円寺南4-26-12 福丸ビル6F
TEL 03-5913-8611　FAX 03-5913-8011
https://miraipub.jp　E-mail: info@miraipub.jp
企　画／小田瑞穂
編　集／小田瑞穂
ブックデザイン／池田麻理子
発　売／星雲社（共同出版社・流通責任出版社）
〒112-0005 東京都文京区水道1-3-30
TEL 03-3868-3275　FAX 03-3868-6588
印刷・製本／株式会社上野印刷所

ISBN978-4-434-32281-5 C0047